I0838131

SOMMARIO

Capitolo 1: Introduzione alla cucina sana 3

Capitolo 2: Colazioni nutrienti 10

Capitolo 3: Insalate creative 19

Capitolo 4: Piatti principali di verdure 27

Capitolo 5: Proteine magre 35

Capitolo 6: Accompagnamenti nutrienti 43

Capitolo 7: Zuppe confortanti 51

Capitolo 8: Piatti internazionali rivisitati 59

Capitolo 9: Snack salutari 67

Capitolo 10: Dolci leggeri 75

Capitolo 11: Bevande vitalizzanti 83

Capitolo 12: Menù speciali per diete specifiche 91

Capitolo 13: Tecniche di cucina sane 99

Capitolo 14: Ridurre lo spreco alimentare 107

Capitolo 15: Spezie ed erbe aromatiche 115

Capitolo 16: Pasti veloci ed equilibrati 124

Capitolo 17: Alimenti fermentati 133

Capitolo 18: Supercibi nutrienti 142

Capitolo 19: Pasti familiari equilibrati 151

Capitolo 20: Dolci sani e gourmet 160

Capitolo 1: Introduzione alla cucina sana

Nel capitolo 1 esploreremo i fondamenti di un'alimentazione sana. Mangiare una dieta equilibrata è essenziale per mantenere una buona salute e promuovere il benessere generale. Ecco alcuni principi di base da considerare:

- Mangia una varietà di cibi:

  Una dieta sana si basa sul consumo di un'ampia varietà di alimenti. Ciò garantisce un adeguato apporto di nutrienti essenziali come vitamine, minerali, proteine, carboidrati e grassi. Scegli una tavolozza colorata di frutta, verdura, cereali integrali, legumi, proteine magre e latticini a basso contenuto di grassi. Includere cibi diversi nella tua dieta ti aiuta a ottenere una vasta gamma di nutrienti essenziali.

- Focus sugli alimenti non trasformati:

  Gli alimenti non trasformati, come frutta e verdura fresca, cereali integrali, legumi, noci e semi, sono alla base di una dieta sana. Sono ricchi di vitamine, minerali, fibre e antiossidanti. Evita il più possibile gli alimenti trasformati e preconfezionati che spesso contengono additivi, conservanti, zuccheri aggiunti e grassi saturi.

- Controllo delle porzioni:

  È importante guardare le porzioni che consumi. Anche i cibi sani possono contribuire a uno squilibrio se le porzioni sono troppo abbondanti. Impara a riconoscere le porzioni consigliate per ogni gruppo alimentare e cerca di rispettarle. Inoltre, ascolta i segnali del tuo corpo per determinare quando sei pieno, in modo da non mangiare troppo.

- Limitare gli zuccheri aggiunti:

  Gli zuccheri aggiunti si trovano in molti alimenti trasformati, tra cui bibite, dessert, dolciumi e prodotti da forno. Il consumo eccessivo di zucchero può portare a vari problemi di salute, come obesità, diabete di tipo 2 e malattie cardiache. Cerca di ridurre l'assunzione di zucchero optando per alternative naturali come la frutta fresca e limitando i cibi ricchi di zuccheri.

- Consumare grassi sani:

  Non tutti i grassi sono malsani. I grassi sani, come gli acidi grassi monoinsaturi e polinsaturi presenti in avocado, noci, semi e oli vegetali, sono importanti per il corretto funzionamento del corpo. Aiutano a mantenere la pelle sana, assorbono le vitamine liposolubili e sostengono la salute del cuore. Tuttavia, è importante consumare questi grassi con moderazione, poiché sono calorici.

- Adeguata idratazione:

  L'acqua è essenziale per il nostro corpo e svolge un ruolo cruciale in molte funzioni fisiologiche. Assicurati di bere abbastanza acqua durante il giorno per rimanere idratato. Evita bevande zuccherate e bibite, in quanto possono aggiungere calorie vuote e favorire la disidratazione.

- Evitare l'eccesso di sale:

  Un'eccessiva assunzione di sale può contribuire all'ipertensione e aumentare il rischio di malattie cardiovascolari. Limita l'assunzione di sale evitando cibi trasformati ricchi di sodio e usando spezie, erbe e succo di limone per condire i tuoi piatti.

- Moderazione pratica:

Una dieta sana non significa privarsi di tutti i piaceri. La moderazione è la chiave. Va bene indulgere in cibi meno sani di tanto in tanto, purché sia casuale e il resto della tua dieta sia bilanciato. Impara ad ascoltare il tuo corpo e a concederti questi piccoli piaceri in modo ragionevole.

Adottando questi principi di base di un'alimentazione sana, puoi migliorare il tuo benessere generale e ridurre il rischio di sviluppare problemi di salute legati all'alimentazione. Ricorda che ogni persona è unica ed è importante adattare questi principi alle tue esigenze individuali, tenendo conto delle tue preferenze, allergie alimentari e obiettivi di salute.

È importante evidenziare i numerosi vantaggi di una dieta equilibrata. Una dieta sana ed equilibrata può avere un impatto significativo sul tuo benessere generale. Ecco alcuni dei principali vantaggi:

- Mantenere un peso sano:

  Una dieta equilibrata aiuta a mantenere un peso sano. Concentrandoti su cibi nutrienti e controllando le porzioni, puoi evitare calorie in eccesso che possono portare ad un aumento di peso. Gli alimenti ricchi di fibre, come frutta, verdura e cereali integrali, ti fanno sentire più pieno più a lungo, il che può aiutarti a controllare l'appetito e mantenere un peso stabile.

- Miglioramento della salute del cuore:

  Una dieta equilibrata può contribuire alla salute del cuore riducendo i fattori di rischio come l'ipertensione, il colesterolo alto e l'obesità. Concentrandoti sui grassi sani, come gli acidi grassi monoinsaturi e polinsaturi presenti in avocado, noci e oli vegetali, puoi ridurre il rischio di malattie cardiovascolari. Inoltre, limitando l'assunzione di sale e alimenti trasformati ad alto contenuto di sodio, puoi proteggere il tuo cuore e mantenere una pressione sanguigna sana.

- Rafforzamento del sistema immunitario:

Una dieta equilibrata può rafforzare il tuo sistema immunitario, che ti aiuta a combattere le infezioni e le malattie. Gli alimenti ricchi di vitamine e minerali, come frutta e verdura fresca, agrumi, bacche e verdure a foglia verde, forniscono antiossidanti essenziali che proteggono le cellule dai danni dei radicali liberi. Anche le proteine magre, i legumi e i latticini a basso contenuto di grassi supportano una funzione immunitaria ottimale.

- Miglioramento della salute dell'apparato digerente:

Una dieta equilibrata ricca di fibre alimentari favorisce una sana digestione. La fibra aiuta a prevenire la stitichezza, promuovere una sana funzione intestinale e mantenere una flora intestinale sana. Verdure, frutta, cereali integrali e legumi sono buone fonti di fibre. Includendo questi alimenti nella tua dieta, puoi supportare una digestione ottimale e prevenire problemi gastrointestinali.

- Aumento di energia e vitalità:

Una dieta equilibrata fornisce i nutrienti necessari per mantenere un livello energetico stabile per tutto il giorno. I carboidrati complessi presenti nei cereali integrali forniscono una fonte di energia a rilascio lento, mentre anche le proteine magre e i grassi sani contribuiscono alla sazietà e all'energia. Evitando le fluttuazioni di zucchero nel sangue causate da alimenti trasformati ad alto contenuto di zucchero, è possibile mantenere un'energia costante ed evitare l'affaticamento.

- Miglioramento della salute mentale:

Una dieta equilibrata può anche avere un impatto positivo sulla tua salute mentale. Gli studi hanno dimostrato che alcuni nutrienti, come gli acidi grassi omega-3 presenti nel pesce azzurro, nelle noci e nei semi, possono avere effetti di miglioramento dell'umore e ridurre il rischio di depressione. Inoltre, una dieta sana può aiutare a prevenire le carenze nutrizionali che possono influire sulla salute mentale.

- Riduzione del rischio di malattie croniche:

Una dieta equilibrata è un modo efficace per ridurre il rischio di malattie croniche come il diabete di tipo 2, le malattie cardiache e alcuni tipi di cancro. Evitando cibi trasformati ricchi di zuccheri aggiunti, grassi saturi e sodio, puoi proteggere la tua salute a lungo termine.

Mangiando una dieta equilibrata, puoi raccogliere questi numerosi benefici per la salute. La chiave è fare scelte alimentari consapevoli, favorire cibi non trasformati e ricchi di nutrienti e controllare le porzioni. Una dieta sana non è solo benefica per il tuo corpo, ma anche per la tua mente, la tua energia e il tuo benessere generale.

Insalata di quinoa fresca con verdure colorate

Ingredienti :

- 1 tazza di quinoa
- 2 tazze d'acqua
- 1 cetriolo, tagliato a dadini
- 1 peperone rosso, tagliato a dadini
- 1 peperone giallo, a dadini piccoli
- 1 carota, grattugiata
- 1 cipolla rossa, tritata finemente
- ½ tazza di prezzemolo fresco, tritato
- Succo di 2 limoni
- 3 cucchiai di olio extravergine di oliva
- Sale e pepe a piacere

Istruzioni :

1. Sciacquare la quinoa in acqua fredda per eliminare l'amaro. Scolalo.

2. In una casseruola portare a ebollizione l'acqua. Aggiungere la quinoa e ridurre il fuoco al minimo. Coprire e cuocere a fuoco lento per circa 15 minuti, fino a quando la quinoa è cotta e i germogli si sono allentati.

3. Togliere la quinoa dal fuoco e lasciarla raffreddare a temperatura ambiente.

4. Nel frattempo preparate le verdure. In una ciotola capiente unire il cetriolo, i peperoni, la carota grattugiata, la cipolla rossa e il prezzemolo fresco.

5. In una piccola ciotola, unire il succo di limone, l'olio d'oliva, il sale e il pepe per preparare il condimento.

6. Aggiungere la quinoa raffreddata al composto di verdure e mescolare delicatamente.

7. Versare il condimento sull'insalata e mescolare bene per ricoprire tutti gli ingredienti.

8. Assaggia e regola il condimento secondo le tue preferenze.

9. Lasciare riposare l'insalata in frigorifero per almeno un'ora prima di servire per consentire ai sapori di fondersi.

Questa insalata di quinoa fresca con verdure colorate è perfetta come secondo piatto leggero o come contorno per i tuoi pasti. È ricco di sostanze nutritive, fibre e sapori deliziosi. Godere!

Capitolo 2: Colazioni nutrienti

Frullati energizzanti, ottimi per iniziare la giornata o per uno spuntino rivitalizzante. I frullati non sono solo deliziosi, ma offrono anche una varietà di benefici per la salute. Ecco perché i frullati energizzanti sono una scelta intelligente:

- Fornire una dose di nutrienti:

  I frullati energetici possono essere preparati con una varietà di ingredienti sani, come frutta fresca, verdure verdi, semi e proteine. Questi ingredienti sono ricchi di vitamine, minerali, antiossidanti e fibre, il che li rende un'ottima fonte di nutrienti essenziali per il corpo. Aggiungendo verdure come spinaci o cavoli, puoi ottenere una dose extra di vitamine e minerali mantenendo il frullato ricco di fibre e povero di calorie.

- Fornire energia sostenibile:

  I frullati energetici contengono ingredienti che forniscono energia duratura per tutto il giorno. La frutta fornisce carboidrati naturali che vengono rapidamente assorbiti dall'organismo per un'energia immediata, mentre semi, noci o proteine in polvere aggiungono una componente più duratura all'energia fornita. Ad esempio, aggiungendo semi di chia ricchi di fibre e acidi grassi omega-3, puoi prolungare il rilascio di energia e mantenere la sensazione di sazietà più a lungo.

- Promuovere l'idratazione:

  I frullati energizzanti sono un ottimo modo per rimanere idratati, soprattutto se stai usando frutta con un alto contenuto di acqua, come l'anguria o il melone. Aggiungendo anche verdure idratanti come il cetriolo, aumenti il contenuto di acqua del frullato. L'idratazione è essenziale per mantenere le funzioni corporee ottimali e promuovere la salute della pelle.

- Promuovere la digestione:

I frullati energetici, se realizzati con ingredienti ricchi di fibre, favoriscono una sana digestione. La fibra alimentare aiuta a regolare il transito intestinale, prevenire la stitichezza e promuovere una flora intestinale sana. Frutta, verdura, semi di lino e legumi sono tutte buone fonti di fibre da incorporare nei tuoi frullati.

- Sono versatili e personalizzabili:

I frullati energetici sono estremamente versatili e possono essere personalizzati in base alle tue preferenze e alle tue esigenze nutrizionali. Puoi scegliere tra una varietà di ingredienti, come frutta fresca o surgelata, verdure verdi, yogurt greco, latte vegetale o succhi naturali. Puoi anche aggiungere supercibi come polvere di maca, spirulina o bacche di goji per una carica di energia extra.

- Promuovere la sazietà e la gestione del peso:

I frullati energizzanti possono essere un prezioso alleato per il controllo del peso. Sono spesso più voluminosi dei cibi solidi, il che può aiutarti a sentirti sazio più a lungo. La fibra negli ingredienti del frullato aiuta anche con la sazietà. Optando per frullati fatti in casa, hai il controllo completo sugli ingredienti e puoi evitare lo zucchero aggiunto e gli ingredienti trasformati che si trovano spesso nei frullati commerciali.

Per preparare un frullato energizzante, inizia scegliendo i tuoi ingredienti preferiti. Puoi combinare frutti come bacche, banane, mango o agrumi con verdure verdi, come spinaci o cavoli. Quindi aggiungi una fonte proteica come yogurt greco, semi di chia o proteine in polvere. Infine, puoi aggiungere del liquido, come latte di mandorla, latte di cocco o acqua di cocco, per ottenere la consistenza desiderata.

I frullati energetici offrono una moltitudine di benefici per la salute. Forniscono nutrienti essenziali, energia a lunga durata, supportano l'idratazione e la digestione e possono essere personalizzati in base alle tue preferenze. Aggiungendo frullati energizzanti alla tua dieta, puoi goderti un'opzione deliziosa e salutare per migliorare la tua giornata e supportarti nella ricerca di una vita sana ed equilibrata.

I porridge integrali, un'opzione nutriente e soddisfacente per iniziare la giornata. I porridge integrali sono un ottimo modo per incorporare cereali nutrienti nella tua dieta, fornendo una varietà di benefici per la salute. Ecco perché i porridge integrali sono una scelta intelligente:

- Fonte di nutrienti essenziali:

  I porridge integrali, come avena, quinoa, grano saraceno o miglio, sono ricchi di nutrienti essenziali come fibre, vitamine del gruppo B, ferro e minerali. La fibra presente nei cereali integrali contribuisce alla sazietà, aiuta a regolare la glicemia e favorisce una sana digestione. Le vitamine del gruppo B sono importanti per il metabolismo energetico e il sistema nervoso, mentre il ferro è essenziale per la produzione di globuli rossi e il trasporto di ossigeno nel corpo.

- Fornire energia sostenibile:

  I porridge integrali sono un'ottima fonte di energia a lunga durata grazie al loro contenuto di carboidrati complessi. Questi carboidrati vengono digeriti più lentamente dal corpo, il che consente un rilascio più regolare di energia e mantiene più a lungo una sensazione di sazietà. Ciò è particolarmente utile per evitare i crolli di energia a metà mattina e sostenere le massime prestazioni mentali e fisiche.

- Promuovere la salute dell'apparato digerente:

  I cereali integrali utilizzati nei porridge sono ricchi di fibre alimentari, che favoriscono una sana digestione. La fibra aiuta a prevenire la stitichezza, regolare il movimento intestinale e nutrire i batteri buoni nel microbioma intestinale. Questo aiuta a mantenere un sistema digestivo sano e favorisce un migliore assorbimento dei nutrienti.

- Sono personalizzabili e versatili:

  I porridge integrali possono essere preparati secondo i propri gusti e possono essere personalizzati con una varietà di ingredienti deliziosi e salutari. Puoi aggiungere frutta fresca o secca, noci, semi, spezie e persino supercibi come bacche di goji o cacao in polvere per aumentare il valore nutrizionale e aggiungere un sapore interessante. Questo aiuta a diversificare sapori e consistenze, rendendo ogni ciotola di porridge unica e deliziosa.

- Contribuire alla gestione del peso:

  I porridge integrali possono anche essere utili per la gestione del peso. Con il loro alto contenuto di fibre e la capacità di fornire energia a lunga durata, possono aiutare a frenare le voglie e farti sentire pieno più a lungo. Può aiutarti a controllare l'appetito ed evitare le calorie in eccesso.

Per preparare il porridge integrale, inizia scegliendo il tuo cereale preferito, come avena, quinoa o grano saraceno. Quindi aggiungi il tuo liquido preferito, come latte di mandorle, latte di cocco o acqua, e cuoci il composto fino a quando i chicchi sono teneri e cremosi. Quindi personalizza il tuo porridge aggiungendo frutta, noci, semi e spezie a tuo piacimento.

I porridge integrali offrono un'opzione sana, gustosa e nutriente per iniziare bene la giornata. Forniscono nutrienti essenziali, energia a lunga durata, supportano una sana digestione e possono essere personalizzati in base alle tue preferenze. Incorporando porridge di cereali integrali nella tua dieta, puoi raccogliere i benefici per la salute e goderti una deliziosa colazione che ti sosterrà per tutta la giornata.

Opzioni per la colazione senza glutine, ideali per le persone affette da celiachia o sensibilità al glutine. Il glutine è una proteina presente in molti cereali come grano, orzo e segale e può causare problemi di salute in alcune persone. Ecco alcune deliziose opzioni per la colazione senza glutine per iniziare bene la giornata:

- Farinata di quinoa:
  La quinoa è un cereale senza glutine ricco di proteine e fibre. Per preparare il porridge di quinoa, cuocere la quinoa in latte vegetale o acqua fino a renderla tenera e cremosa. Aggiungi i tuoi frutti, noci, semi e spezie preferiti come cannella o vaniglia per un sapore delizioso.

- Frullato:

  Le ciotole per frullati sono un'ottima opzione senza glutine e facili da personalizzare secondo i tuoi gusti. Usa frutta fresca o congelata, latte vegetale, verdure verdi come spinaci o cavoli e aggiungi supercibi come semi di chia, semi di lino o maca in polvere. Completa la tua ciotola di frullato con noci, frutta e scaglie di cocco per un tocco di croccantezza.

- Frittelle di patate:

  Se ti piacciono le colazioni salate, gli hash brown senza glutine sono un'opzione deliziosa. Grattugiare le patate e mescolarle con uova, erbe fresche e spezie. Cuocere le polpette in una padella fino a renderle croccanti e dorate.

Accompagnali con una salsa a base di yogurt greco ed erbe aromatiche per un gusto ancora maggiore.

- Pane senza glutine:

Esistono molte ricette di pane senza glutine realizzate con farine alternative come farina di riso, farina di grano saraceno o farina di mandorle. Puoi cuocere il tuo pane senza glutine a casa o acquistare pane senza glutine nei negozi specializzati. Spalmalo con burro di mandorle, marmellata senza zuccheri aggiunti o avocado per una gustosa colazione.

- Frittelle alla farina di cocco:

La farina di cocco è un'ottima alternativa senza glutine per le ricette dei pancake. Mescolare la farina di cocco, le uova, il latte vegetale e l'estratto di vaniglia per creare una pastella per pancake leggera e gustosa. Cuocere i pancake in una padella antiaderente e condire con frutta fresca, sciroppo d'acero o yogurt.

- Muesli senza glutine:

Il muesli senza glutine è un'opzione salutare e conveniente per le mattine impegnate. Mescolare fiocchi di quinoa, riso o grano saraceno con noci, semi, frutta secca e spezie. Servitela con latte vegetale o yogurt per una colazione veloce e nutriente.

È importante notare che quando si prepara la colazione senza glutine, è fondamentale verificare che tutti gli ingredienti utilizzati siano certificati senza glutine, poiché possono verificarsi contaminazioni incrociate. Si consiglia inoltre di consultare un professionista sanitario o un nutrizionista per assicurarsi che la dieta priva di glutine sia equilibrata e soddisfi le proprie esigenze nutrizionali.

Le opzioni per la colazione senza glutine sono varie e deliziose. Dai porridge di quinoa alle ciotole per frullati agli hash brown, ci sono molte alternative senza glutine per soddisfare ogni palato. Esplorando queste opzioni, puoi iniziare la giornata con un pasto sano, energizzante e senza glutine che ti aiuterà a sentirti bene tutto il giorno.

Frittelle alla farina di cocco

Ingredienti :

- 1/2 tazza di farina di cocco
- 4 uova
- 1/4 di tazza di latte di cocco
- 2 cucchiai di sciroppo d'acero o miele
- 1/2 cucchiaino di lievito in polvere
- 1/2 cucchiaino di estratto di vaniglia
- Un pizzico di sale
- Olio di cocco (per cucinare)

Istruzioni :

1. In una ciotola capiente unire la farina di cocco, il lievito e il sale.

2. In un'altra ciotola, sbattere le uova fino a quando non saranno ben amalgamate. Quindi aggiungere il latte di cocco, lo sciroppo d'acero (o miele) e l'estratto di vaniglia. Mescolare bene.

3. Versare il composto liquido nella ciotola contenente la farina di cocco. Mescolare fino ad ottenere una pasta liscia ed omogenea.

4. Lascia riposare l'impasto per qualche minuto in modo che la farina di cocco possa assorbire l'umidità.

5. Nel frattempo, scalda una padella antiaderente a fuoco medio e aggiungi una piccola quantità di olio di cocco per ungere la padella.

6. Versare circa 1/4 di tazza di pastella per pancake nella padella calda. Stendere leggermente la pastella con il

dorso di un cucchiaio per ottenere una crepe della dimensione desiderata.

7. Lasciate cuocere il pancake per circa 2 minuti, finché non si formeranno delle piccole bollicine in superficie. Capovolgilo delicatamente con una spatola e cuoci per altri 1-2 minuti dall'altro lato.

8. Rimuovi il pancake dalla padella e ripeti i passaggi 6 e 7 con la pastella rimanente.

9. Servi i pancake caldi con i tuoi condimenti preferiti, come frutta fresca, yogurt, sciroppo d'acero o miele.

Questi pancake con farina di cocco sono leggeri, soffici e leggermente dolci. Inoltre sono senza glutine e ricchi di fibre. Puoi personalizzarli aggiungendo ingredienti come gocce di cioccolato, noci tritate o spezie come cannella o cardamomo. Goditi questi deliziosi pancake per una colazione sana e golosa!

Capitolo 3: Insalate creative

Insalate a base di verdure di stagione. Le insalate sono un'opzione versatile e deliziosa per gustare la bontà delle verdure fresche. Utilizzando verdure di stagione, non solo potrai gustare ingredienti freschi e gustosi, ma anche beneficiare del loro massimo valore nutritivo. Ecco perché le insalate a base di verdure di stagione sono una scelta intelligente:

- Freschezza e sapore ottimali:

  Le verdure di stagione vengono coltivate e raccolte quando sono al massimo della freschezza e del sapore. Vengono raccolti quando sono maturi, il che significa che sono più ricchi di sostanze nutritive e hanno un sapore migliore. Scegliendo le verdure di stagione per le tue insalate, puoi gustare ingredienti al meglio, che esaltano l'esperienza gustativa e la qualità nutrizionale del tuo pasto.

- Valore nutritivo massimo:

  Le verdure di stagione sono spesso più ricche di nutrienti essenziali rispetto a quelle coltivate fuori stagione. La natura è ben fatta e le verdure crescono e prosperano quando possono sfruttare appieno il suolo, la luce solare e le condizioni climatiche. Includendo le verdure di stagione nelle tue insalate, aumenti l'apporto di vitamine, minerali, antiossidanti e fibre, che contribuiscono a una dieta sana ed equilibrata.

- Varietà e diversità:

  Le verdure di stagione offrono un'ampia varietà e diversità di sapori, consistenze e colori. Puoi creare insalate colorate e appetitose utilizzando verdure come pomodori succosi, cetrioli croccanti, peperoni dolci, zucchine tenere, carote croccanti e foglie di insalata fresca. Variando le verdure di stagione, aggiungi diversità alla tua dieta e benefici di una gamma più ampia di sostanze nutritive.

- Adattabilità alle preferenze alimentari:

Le insalate a base di verdure di stagione sono adatte a tutte le diete e alle diverse preferenze. Che tu sia vegetariano, vegano, crudista o segua una dieta priva di glutine, puoi facilmente personalizzare le tue insalate in base alle tue esigenze e ai tuoi gusti. Aggiungi proteine vegetali come legumi, tofu o noci per una maggiore sazietà o incorpora cereali come quinoa o riso per un'insalata più sostanziosa.

- Facilità e velocità di preparazione:

Le insalate miste sono pasti veloci e facili da preparare, perfette per le giornate impegnative o per i pasti in viaggio. Usando verdure di stagione, puoi preparare un'insalata sana e nutriente in pochissimo tempo. Basta lavare, tagliare e assemblare le verdure, e aggiungere un condimento leggero e gustoso. Puoi anche preparare gli ingredienti in anticipo per una preparazione ancora più veloce.

Per creare un'insalata mista con verdure di stagione, inizia scegliendo le tue verdure preferite che sono disponibili e fresche in quel periodo dell'anno. Lavateli accuratamente, tagliateli a pezzetti o a fettine e metteteli in una ciotola. Aggiungi proteine, cereali o legumi e condisci con condimento fatto in casa o olio d'oliva e succo di limone.

Le insalate a base di verdure di stagione offrono una moltitudine di benefici per la salute. Sono freschi, saporiti, ricchi di nutrienti e adatti a una varietà di preferenze alimentari. Incorporando le verdure di stagione nelle tue insalate, puoi sfruttare la varietà e la qualità dei prodotti locali, creando pasti sani e deliziosi. Quindi non esitare ad esplorare i sapori e le consistenze offerte dalle verdure di stagione e concediti insalate equilibrate e nutrienti.

Insalate con cereali e legumi. Queste insalate sono un'opzione nutriente e golosa che unisce la bontà dei legumi e dei cereali integrali. Offrono una perfetta combinazione di proteine vegetali, fibre, vitamine e minerali. Ecco perché le insalate di cereali e fagioli sono una scelta intelligente per una dieta sana:

- Proteine vegetali complete:

  I legumi, come ceci, fagioli neri, lenticchie e piselli spezzati, sono un'ottima fonte di proteine vegetali. Sono ricchi di aminoacidi essenziali, i mattoni delle proteine, e offrono una sana alternativa alle fonti di proteine animali. Abbinando i legumi ai cereali, come la quinoa, il riso integrale o il bulgur, crei una combinazione completa di aminoacidi, creando un pasto equilibrato e nutriente.

- Fibre alimentari benefiche:

  Legumi e cereali integrali sono ricchi di fibre alimentari, che aiutano a sostenere una sana digestione e sensazioni di pienezza. La fibra favorisce una sana funzione intestinale, aiuta a regolare la glicemia e aiuta a mantenere un peso sano. Includendo insalate di cereali e legumi nella tua dieta, aumenti l'assunzione di fibre, a vantaggio dell'apparato digerente e della salute generale.

- Nutrienti essenziali:

  Legumi e cereali integrali sono ricchi di nutrienti essenziali come ferro, magnesio, zinco, vitamine del gruppo B e antiossidanti. Questi nutrienti svolgono un ruolo chiave in molte funzioni corporee, tra cui la produzione di energia, la salute immunitaria, la salute delle ossa e la regolazione del metabolismo. Le insalate di cereali e legumi sono un ottimo modo per fornire al tuo corpo una varietà di nutrienti necessari per una buona salute.

- Versatilità culinaria e creatività:

Le insalate di cereali e legumi offrono una grande versatilità in termini di ingredienti e sapori. Puoi aggiungere una varietà di verdure fresche e croccanti, come cetrioli, pomodori, peperoni, carote e spinaci, per aggiungere colore e consistenza alla tua insalata. Erbe fresche, spezie e condimenti fatti in casa possono essere utilizzati anche per esaltare i sapori.

- Pratica e preparazione in anticipo:

Le insalate di cereali e fagioli sono ottime da preparare in anticipo e da preparare per pasti da asporto o pranzi di lavoro. Potete preparare una grande quantità di insalata e conservarla in frigorifero per diversi giorni. Questo ti fa risparmiare tempo e ti assicura di avere un pasto sano ed equilibrato pronto per l'uso. Le insalate di cereali e fagioli sono perfette anche per picnic e pranzi all'aperto.

Per preparare un'insalata di cereali e legumi, inizia cuocendo i cereali e i legumi come indicato. Quindi condiscili con verdure fresche, erbe aromatiche, spezie e una vinaigrette a tua scelta. Puoi anche aggiungere frutta secca, noci o semi per una consistenza e un sapore extra.

Le insalate di cereali e legumi sono un modo delizioso e nutriente per incorporare proteine vegetali, fibre e nutrienti essenziali nella tua dieta. Offrono una varietà di sapori, versatilità culinaria e possono essere preparati in anticipo per la massima praticità. Quindi, esplora diverse combinazioni di cereali, legumi e verdure per creare insalate gustose e abbondanti che soddisferanno le tue papille gustative e aiuteranno il tuo benessere generale.

I condimenti sono un elemento essenziale per esaltare i sapori delle tue verdure, cereali e legumi, aggiungendo un tocco di acidità e dolcezza. Ecco alcune idee per condire l'insalata sane e deliziose:

- Vinaigrette al balsamico al miele:

  Mescolare un cucchiaio di aceto balsamico con un cucchiaino di miele, un cucchiaio di olio extravergine di oliva, un pizzico di sale e pepe. Questo condimento equilibrato offre una combinazione di dolcezza e acidità, perfetto per verdure fresche e macedonie di frutta.

- Vinaigrette al limone e olio d'oliva:

  Spremete in una ciotola il succo di un limone fresco, aggiungete due cucchiai di olio extravergine di oliva, uno spicchio d'aglio tritato, sale e pepe. Mescolare bene e versare sopra l'insalata. Questo condimento rinfrescante farà risaltare i sapori naturali delle vostre verdure e legumi.

- Vinaigrette allo zenzero e arancia:

  In un frullatore, unire il succo di un'arancia, un cucchiaio di olio d'oliva, un cucchiaino di zenzero grattugiato, un cucchiaino di miele, un pizzico di sale e pepe. Frullare fino a che liscio e versare sopra l'insalata. Questa vinaigrette porta un tocco di agrumi e una leggera nota speziata ai tuoi piatti.

- Condimento allo yogurt greco e aneto:

  In una ciotola mescolate mezzo bicchiere di yogurt greco al naturale, un cucchiaio di succo di limone, un cucchiaio di aneto fresco tritato, un pizzico di sale e pepe. Questa vinaigrette cremosa e profumata è perfetta per accompagnare insalate di verdure croccanti o insalate di patate.

- Olio di sesamo e vinaigrette al tamari:

  In un vasetto mescolare un cucchiaio di olio di sesamo, un cucchiaio di salsa tamari (o salsa di soia a ridotto contenuto di sale), un cucchiaino di aceto di riso, un cucchiaino di sciroppo d'acero e un pizzico di semi di sesamo. Agitare energicamente per unire i sapori e versare sopra l'insalata. Questa vinaigrette porta un tocco asiatico e umami ai tuoi piatti.

- Vinaigrette con aceto di mele e sciroppo d'acero:

  In una ciotola mescolare due cucchiai di aceto di sidro, un cucchiaio di sciroppo d'acero, un cucchiaio di senape di Digione, un cucchiaio di olio d'oliva, sale e pepe. Questo condimento dolce e leggermente piccante è perfetto per insalate con verdure verdi e noci.

Dai libero sfogo alla tua creatività e non esitare a regolare le quantità degli ingredienti in base alle tue preferenze di gusto. Puoi anche aggiungere erbe fresche, come menta, basilico o prezzemolo, per aggiungere un tocco di freschezza in più. Prepara questi condimenti in anticipo e conservali in frigorifero per un condimento veloce e conveniente per l'insalata.

I condimenti leggeri e gustosi sono un modo semplice ed efficace per migliorare il gusto delle tue insalate aggiungendo nutrienti benefici. Prova diverse combinazioni di ingredienti per scoprire nuovi sapori e trovare quelli che ti piacciono di più. Con queste idee per condire, puoi gustare deliziose e salutari insalate che delizieranno le tue papille gustative e ti aiuteranno a mantenere una dieta equilibrata.

Insalata di lenticchie vegetali

Ingredienti :

- 1 tazza di lenticchie verdi
- 2 1/2 tazze d'acqua
- 1 peperone giallo, a dadini
- 1 zucchina, a dadini
- 1 cipolla rossa, tritata
- 1/2 tazza di pomodorini, dimezzati
- 1/4 tazza di prezzemolo fresco, tritato
- Succo di un limone
- 2 cucchiai di olio extravergine di oliva
- Sale e pepe a piacere

Istruzioni :

1. Sciacquare le lenticchie in acqua fredda.

2. In una casseruola portare a ebollizione l'acqua. Aggiungere le lenticchie e ridurre il fuoco al minimo. Coprire e cuocere a fuoco lento per circa 20-25 minuti, o fino a quando le lenticchie sono tenere ma ancora leggermente sode. Scolate le lenticchie e lasciatele raffreddare.

3. In una ciotola capiente unire le lenticchie cotte, il peperone giallo, le zucchine, la cipolla rossa, i pomodorini e il prezzemolo fresco.

4. In una piccola ciotola, unire il succo di limone, l'olio d'oliva, il sale e il pepe.

5. Versare il condimento sull'insalata di lenticchie e mescolare bene per ricoprire tutti gli ingredienti.

6. Conservare in frigorifero per almeno 30 minuti prima di
   servire, per consentire ai sapori di fondersi.

Questa insalata di lenticchie vegetali è un'ottima fonte di
proteine vegetali, fibre e molti nutrienti essenziali. Le lenticchie
sono ricche di ferro, acido folico e antiossidanti, mentre le
verdure aggiungono vitamine e minerali. È un piatto nutriente
e gustoso che può essere gustato come contorno o come
secondo piatto. Godetevi questa ricetta sana e colorata!

Capitolo 4: Piatti principali di verdure

Le verdure grigliate non sono solo gustose, ma rappresentano anche un'opzione sana e nutriente per accompagnare i tuoi pasti. Grigliare le verdure esalta i loro sapori naturali, rendendole tenere all'interno e croccanti all'esterno, pur conservando i loro nutrienti essenziali. Ecco perché i piatti di verdure grigliate meritano un posto di rilievo nella tua dieta:

- Ricco di sostanze nutritive:

  Le verdure sono un'ottima fonte di vitamine, minerali e fibre. Quando li grigliate, conservano molti dei loro nutrienti essenziali. Verdure come peperoni, zucchine, melanzane, pomodori e funghi sono particolarmente deliziose se grigliate. Sono ricchi di vitamine A, C, E, potassio, antiossidanti e fibre, che contribuiscono alla buona salute dell'apparato digerente e al rafforzamento del sistema immunitario.

- Sapori intensi:

  La cottura delle verdure alla griglia conferisce loro un irresistibile sapore affumicato e caramellato. Le verdure grigliate sviluppano aromi deliziosi che aggiungono una dimensione in più ai tuoi piatti. Il calore della griglia fa emergere gli zuccheri naturali presenti nelle verdure, risultando in una consistenza leggermente croccante all'esterno e tenera all'interno.

- Versatilità culinaria:

  Le verdure grigliate offrono una grande versatilità in termini di preparazione e utilizzo. Puoi mangiarli così come sono come contorno, aggiungerli alle insalate, incorporarli in piadine o panini o usarli come ingrediente in piatti principali come pasta, pizza o tacos. Le possibilità sono infinite, permettendoti di esplorare diverse combinazioni di sapori e creare pasti sani e deliziosi.

- Poco grasso:

  Quando si grigliano le verdure, non è necessario aggiungere molto grasso. Puoi semplicemente spennellarli con una piccola quantità di olio d'oliva, erbe aromatiche, spezie e sale per esaltarne il gusto. Rispetto ad altri metodi di cottura che richiedono più grassi, la cottura alla griglia permette di gustare piatti saporiti con un ridotto contenuto di grassi.

- Facilità di preparazione:

  Anche i piatti di verdure grigliate sono apprezzati per la loro semplicità di preparazione. Basta lavare e tagliare le verdure, spennellarle con olio d'oliva e condimenti, quindi grigliarle finché sono tenere e leggermente dorate. Con una griglia all'aperto o anche con una griglia interna, puoi gustare questi deliziosi piatti tutto l'anno.

Per preparare piatti di verdure grigliate, puoi utilizzare una varietà di verdure di stagione. Ad esempio, puoi marinare zucchine, peperoni e cipolle in una salsa a base di olio d'oliva, aceto balsamico, aglio ed erbe aromatiche, quindi grigliarli fino a renderli leggermente teneri. Potete anche preparare degli spiedini di verdure alternando tocchetti di verdure con funghi, pomodorini e cubetti di tofu o tempeh.

I piatti a base di verdure alla griglia sono un modo delizioso per gustare le verdure mantenendo inalterato il loro valore nutritivo. Offrono sapori intensi, versatilità culinaria e facilità di preparazione. Prova diverse combinazioni di verdure e condimenti per scoprire le tue preferenze e goderti questi piatti sani e deliziosi tutto l'anno.

Le verdure saltate in padella sono un modo semplice e gustoso per preparare una varietà di verdure saltandole in padella con un filo d'olio e spezie. Questi piatti offrono un'esplosione di sapori, una consistenza croccante e una tavolozza di colori vivaci che delizieranno le vostre papille gustative e i vostri occhi. Ecco perché le colorate verdure saltate in padella meritano un posto di rilievo nella tua dieta:

- Nutrienti essenziali:

Le verdure sono un'ottima fonte di vitamine, minerali e fibre e le verdure saltate in padella preservano questi nutrienti essenziali. Saltando velocemente le verdure a fuoco vivace, conservano gran parte delle loro qualità nutrizionali. Verdure colorate come peperoni rossi, carote, zucchine, broccoli e pomodori sono ricche di vitamine A, C, K, antiossidanti e fibre. Promuovono una buona salute dell'apparato digerente, rafforzano il sistema immunitario e contribuiscono a una carnagione radiosa.

- Tavolozza di sapori:

Le verdure saltate in padella colorate offrono un'ampia varietà di sapori. Le verdure saltate in padella mantengono il loro croccante mentre sviluppano sapori ricchi e deliziosi. I peperoni rossi aggiungono una dolcezza dolce, le carote forniscono una leggera dolcezza e croccantezza, le zucchine forniscono una sottile dolcezza, mentre i broccoli aggiungono una leggera amarezza. Aggiungendo spezie ed erbe aromatiche come cumino, paprika, origano o basilico, puoi personalizzare i sapori secondo le tue preferenze.

- Facilità e velocità di preparazione:

I fritti colorati di verdure sono piatti facili e veloci da preparare. Basta lavare, sbucciare e tagliare le verdure in pezzi di dimensioni simili per garantire una cottura uniforme. Preriscaldare una padella con un po' di olio di oliva o di cocco a fuoco medio-alto, aggiungere le verdure e saltare per qualche minuto fino a quando saranno tenere ma ancora leggermente croccanti. Puoi girarli regolarmente per una cottura uniforme. Quindi aggiungi le tue spezie e condimenti preferiti per esaltare i sapori.

- Versatilità culinaria:

Le colorate verdure saltate in padella possono essere gustate da sole come secondo piatto leggero, oppure possono accompagnare altri piatti come proteine magre, cereali o legumi per creare un pasto più completo. Puoi anche incorporarli in piadine, panini, frittate, torte salate o piatti di pasta per aggiungere una dimensione extra di sapore e colore.

- Adattabilità alle diete:

Le colorate verdure saltate in padella sono adatte a una varietà di diete, vegetariane, vegane, senza glutine o senza latticini. Puoi facilmente adattare gli ingredienti e i condimenti per soddisfare le tue preferenze e restrizioni dietetiche.

Le padelle di verdure colorate sono un'opzione sana, deliziosa e versatile per aggiungere più verdure alla tua dieta. Offrono un'ampia varietà di sostanze nutritive, sapori e consistenze e possono essere preparati rapidamente e facilmente. Sentiti libero di sperimentare diverse combinazioni di verdure e spezie per creare colorate verdure saltate in padella che delizieranno le tue papille gustative e rallegreranno i tuoi pasti.

I noodles e la pasta sono alimenti versatili e apprezzati in molte culture del mondo, e abbinandoli a verdure fresche si possono creare piatti gustosi ed equilibrati. Ecco perché le tagliatelle e la pasta di verdure meritano un posto di rilievo nella tua dieta:

- Assunzione di nutrienti:

Le verdure aggiungono una dimensione extra nutriente ai noodles e alla pasta. Sono ricchi di vitamine, minerali e fibre e contribuiscono a una dieta equilibrata. Verdure come peperoni, zucchine, carote, funghi e spinaci forniscono una varietà di sostanze nutritive, come vitamina C, vitamina A, potassio e antiossidanti. L'aggiunta di verdure ai tuoi piatti di pasta e pasta ti consente di beneficiare del loro valore nutrizionale mentre ti godi un pasto delizioso.

- Vari colori e trame:

Le verdure non solo aggiungono sostanze nutritive, ma anche colori vivaci e consistenze interessanti ai piatti di noodle e pasta. I peperoni rossi e gialli danno un tocco di rosso vivo, le carote aggiungono una sfumatura arancione, mentre le zucchine e gli spinaci danno un tocco di colore verde. Inoltre, le verdure aggiungono una consistenza croccante o tenera, a seconda della verdura utilizzata, che aggiunge una bella dimensione ad ogni boccone.

- Versatilità culinaria:

I noodles e la pasta di verdure offrono una grande versatilità in termini di preparazione e combinazioni di ingredienti. Potete prepararli con diverse varietà di tagliatelle o pasta, come tagliatelle di riso, tagliatelle integrali, spaghetti di zucchine (zucchine) o pasta di lenticchie. Inoltre, puoi abbinarli a una varietà di verdure in base alle tue preferenze e alle stagioni. Potete decorarli con una salsa leggera a base di olio di oliva, salsa di soia, succo di limone o brodo vegetale, e guarnirli con semi, erbe fresche o formaggio grattugiato secondo il vostro gusto.

- Facilità di preparazione:

I noodles e la pasta di verdure sono piatti facili e veloci da preparare. La maggior parte delle verdure richiede un semplice lavaggio, sbucciatura e taglio e le tagliatelle o la pasta possono essere cotte secondo le indicazioni sulla confezione. Le verdure possono essere saltate velocemente in padella con un filo d'olio prima di condirle con tagliatelle o pasta cotta. Puoi anche aggiungere spezie, erbe aromatiche o salse per esaltare i sapori e creare interessanti variazioni.

- Opzioni dietetiche:

I noodles e la pasta di verdure possono essere adattati a varie diete. Ad esempio, le persone che seguono una dieta priva di glutine possono optare per spaghetti di riso senza glutine o pasta a base di lenticchie o ceci. I vegani possono scegliere salse senza latticini e utilizzare verdure di stagione per creare combinazioni saporite. Le opzioni sono abbondanti e ti consentono di soddisfare le tue preferenze ed esigenze dietetiche specifiche.

I noodles e la pasta di verdure offrono un modo delizioso per aggiungere verdure nutrienti alla tua dieta mentre ti godi un pasto gustoso e soddisfacente. Le combinazioni di verdure, tagliatelle o pasta e condimenti sono infinite, permettendoti di esplorare nuovi sapori e consistenze ad ogni pasto. Quindi sentiti libero di dare libero sfogo alla tua creatività e assaporare le delizie dei noodles e della pasta di verdure.

Insalata Di Ceci E Verdure Arrostite

Ingredienti :

- 2 barattoli di ceci, scolati e sciacquati
- 1 melanzana, a dadini
- 1 zucchina, a dadini
- 1 peperone rosso, tagliato a listarelle
- 1 cipolla rossa, tritata
- 2 cucchiai di olio d'oliva
- Succo di 1 limone
- 2 cucchiai di aceto balsamico
- 1 spicchio d'aglio, tritato
- Sale e pepe a piacere
- Foglie di basilico fresco per guarnire

Istruzioni :

1. Preriscaldate il forno a 200°C.

2. In un'insalatiera capiente, mescolare le melanzane a cubetti, le zucchine, le listarelle di peperoncino e la cipolla rossa con l'olio d'oliva. Condire con sale e pepe.

3. Distribuire le verdure su una teglia foderata con carta da forno e arrostirle in forno per circa 25 minuti, o fino a quando saranno tenere e dorate.

4. Nel frattempo sciacquare e scolare i ceci.

5. In una ciotolina preparate la vinaigrette mescolando il succo di limone, l'aceto balsamico, l'aglio tritato, il sale e il pepe.

6. In una grande insalatiera, unire le verdure arrostite, i ceci e
    il condimento. Mescolare delicatamente per ricoprire bene
    tutti gli ingredienti.

7. Lasciare riposare l'insalata in frigorifero per almeno 30
    minuti affinché si sviluppino i sapori.

8. Prima di servire, guarnire l'insalata con foglie di basilico
    fresco.

Questa insalata di ceci e verdure arrostite è un'ottima
alternativa salutare e ricca di sapore. I ceci forniscono una
buona fonte di proteine e fibre vegetali, mentre le verdure
arrostite aggiungono consistenza e vitamine. La vinaigrette al
limone e balsamico aggiunge un tocco sapido e fragrante.
Puoi anche aggiungere erbe fresche come coriandolo o
prezzemolo per una freschezza ancora maggiore. Goditi
questa deliziosa e nutriente insalata per un pasto equilibrato!

Capitolo 5: Proteine magre

Il pollo è una carne magra e versatile che si presta a tantissime preparazioni culinarie. Grigliato o arrostito mantiene il suo sapore naturale mentre gli conferisce una consistenza croccante all'esterno e succosa all'interno. Ecco alcuni motivi per cui le ricette di pollo alla griglia o arrosto meritano un posto nel tuo repertorio culinario:

- Assunzione di proteine:

  Il pollo è un'ottima fonte di proteine magre. Fornisce gli amminoacidi essenziali necessari per costruire e riparare il tessuto muscolare. Le proteine sono anche importanti per la sazietà, che può aiutarti a controllare l'appetito e mantenere un peso sano. Le ricette di pollo alla griglia o arrosto sono quindi un modo delizioso per aggiungere proteine alla tua dieta.

- Varietà di sapori e condimenti:

  Le ricette di pollo alla griglia o arrosto offrono un'ampia varietà di sapori e condimenti. Puoi marinare il pollo prima di grigliarlo o strofinarlo con una miscela di spezie per conferirgli un sapore unico. Le marinate a base di olio d'oliva, succo di limone, aceto balsamico, aglio, erbe fresche e spezie come paprika, cumino o curcuma aggiungono un tocco di sapore in più. Potete anche accompagnare il pollo alla griglia o arrosto con salse leggere e gustose, come tzatzíki, salsa chimichurri o una salsa fresca a base di pomodori, cipolle e coriandolo.

- Facilità di preparazione:

  Le ricette di pollo alla griglia o arrosto sono relativamente semplici da preparare. Basta preparare il pollo pulendolo e asciugandolo, quindi condendolo a proprio piacimento. Se scegli di grigliare, preriscalda il barbecue o la griglia a fuoco medio-alto e griglia il pollo fino a cottura completa. Se preferisci arrostirlo, metti il pollo in una pirofila e cuocilo a temperatura adeguata fino a raggiungere la temperatura interna consigliata. Puoi controllare la cottura con un termometro per carne per assicurarti che il pollo sia cotto in modo sicuro.

- Versatilità culinaria:

Le ricette di pollo alla griglia o arrosto sono versatili e possono essere adattate a una varietà di piatti. Puoi servire pollo alla griglia o arrosto come piatto principale insieme a verdure grigliate, insalate o cereali. Puoi anche affettarlo o tagliarlo a cubetti per aggiungerlo a piadine, panini, tacos o pizza. Il pollo alla griglia o arrosto avanzato può essere utilizzato in zuppe, fritture o piatti di pasta per un uso successivo.

- Opzioni salutari:

Quando prepari ricette di pollo alla griglia o arrosto, hai il controllo sugli ingredienti utilizzati. Puoi scegliere tagli magri di pollo, come petti di pollo senza pelle, per ridurre il contenuto di grassi. Inoltre, puoi evitare l'uso eccessivo di sale usando spezie ed erbe aromatiche per esaltarne il sapore. In questo modo è possibile creare pasti sani ed equilibrati mentre ci si concede una carne gustosa.

Le ricette di pollo alla griglia o arrosto offrono la perfetta combinazione di sapori, nutrienti e semplicità. Sono versatili, sani e facili da preparare, il che li rende una scelta ideale per pasti equilibrati e deliziosi. Sentiti libero di sperimentare diversi condimenti e accompagnamenti per creare variazioni interessanti. Che tu li stia preparando per una cena in famiglia, una grigliata con gli amici o una serata tranquilla a casa, le ricette di pollo alla griglia o arrosto soddisferanno sicuramente il palato di tutti.

Pesce e frutti di mare sono fonti di proteine magre, ricche di nutrienti essenziali come acidi grassi omega-3, vitamine e minerali. Incorporare questi alimenti nella tua dieta ha molti benefici per la salute. Ecco perché gustosi pesci e frutti di mare meritano un posto d'onore nella tua cucina:

- Assunzione di acidi grassi Omega-3:

  I pesci grassi come il salmone, il tonno, la trota e le sardine sono ricchi di acidi grassi omega-3. Questi acidi grassi sono essenziali per la salute del cuore, la funzione cerebrale, la riduzione dell'infiammazione e il supporto del sistema immunitario. Gli acidi grassi Omega-3 aiutano anche a mantenere la pelle sana e contribuiscono al corretto funzionamento degli occhi. Includendo regolarmente pesce e frutti di mare nella tua dieta, puoi raccogliere questi benefici per la salute.

- Varietà di sapori:

  Pesce e frutti di mare offrono un'ampia varietà di sapori. Ogni tipo di pesce ha le sue caratteristiche uniche, che vanno dal sapore dolce e delicato dei filetti di sogliola al gusto ricco e pronunciato del salmone. Anche i frutti di mare come gamberi, cozze, capesante e calamari hanno sapori distinti che aggiungono complessità e profondità ai piatti. Questa diversità di gusti permette di creare gustose ricette e di esplorare diverse combinazioni di spezie e condimenti.

- Preparazione rapida e versatile:

  Pesce e frutti di mare si prestano a una preparazione rapida, rendendoli opzioni ideali per i pasti serali. Possono essere saltati in padella, alla griglia, al vapore, in camicia o anche consumati crudi nel sushi o nel ceviche. Inoltre, si adattano facilmente a diverse cucine e stili di cucina. Puoi incorporarli in piatti di pasta, insalate, zuppe, curry, tacos o piatti di riso per una varietà di sapori e consistenze.

- Poco grasso:

  Pesce e frutti di mare sono naturalmente a basso contenuto di grassi saturi. Sono quindi un'alternativa più sana alle carni rosse e ai latticini ricchi di grassi saturi. Includendo questi alimenti nella tua dieta, puoi ridurre l'assunzione di grassi saturi fornendo al tuo corpo i nutrienti di cui ha bisogno.

- Opzioni sostenibili ed ecologiche:

  Quando si scelgono pesce e frutti di mare, è importante considerare la loro sostenibilità e origine. Scegli opzioni certificate sostenibili e provenienti da fonti gestite in modo responsabile. Facendo scelte consapevoli, contribuisci alla conservazione degli ecosistemi marini e alla protezione delle specie in via di estinzione.

Pesce e frutti di mare gustosi sono ingredienti versatili, sani e deliziosi da incorporare nella tua dieta. Forniscono acidi grassi omega-3 essenziali, proteine magre e una varietà di sapori che possono essere gustati in modi diversi. Che tu stia preparando un salmone grigliato, un'insalata di gamberi o un curry di pesce, puoi concederti prendendoti cura della tua salute. Sentiti libero di esplorare nuove ricette e sperimentare diverse specie di pesce e frutti di mare per scoprire le tue preferenze di gusto.

Che tu sia vegetariano, vegano o semplicemente alla ricerca di pasti più leggeri ed equilibrati, assumere abbastanza proteine nella tua dieta è importante. Le proteine svolgono un ruolo fondamentale nella costruzione e riparazione dei tessuti, nel mantenimento della salute dei muscoli, nella regolazione dell'appetito e in molte altre funzioni vitali. Ecco alcune opzioni vegetariane ricche di proteine che vale la pena esplorare:

- Verdure a foglia verde:

Le verdure a foglia verde, come spinaci, cavoli e rucola, sono spesso fonti di proteine trascurate. Contengono anche una varietà di altri nutrienti essenziali come ferro, calcio, vitamina C e fibre. Puoi aggiungerli alle tue insalate, saltarli in un filo d'olio d'oliva o mescolarli a zuppe e frullati per aumentare l'apporto proteico.

- Legumi:

I legumi, come ceci, lenticchie, fagioli neri e piselli, sono un'ottima fonte di proteine vegetali. Sono anche ricchi di fibre, ferro e altri importanti nutrienti. I legumi possono essere utilizzati in una moltitudine di ricette, come zuppe, insalate, stufati e primi piatti. Possono anche essere trasformati in gnocchi, polpette o puree per una maggiore varietà.

- Tofu e tempeh:

Il tofu e il tempeh sono prodotti a base di soia che sono ottime fonti di proteine vegetali. Sono versatili e possono essere cucinati in vari modi, come saltati, grigliati o arrostiti. Puoi marinarli con salse e spezie per dare loro un sapore più pronunciato. Il tofu e il tempeh sono anche ricchi di ferro, calcio e altri nutrienti che promuovono la salute.

- Prodotti Seitan:

Il seitan, noto anche come "carne di grano", è un'alternativa a base di glutine molto ricca di proteine. Ha una consistenza simile alla carne e può essere utilizzato in una varietà di ricette come stufati, patatine fritte e panini. Il seitan è anche una buona fonte di ferro e molti altri nutrienti.

- Semi e noci:

I semi e le noci non sono solo un'ottima fonte di proteine, ma forniscono anche acidi grassi essenziali e altri nutrienti che promuovono la salute. Mandorle, anacardi, semi di chia, semi di lino e semi di girasole sono alcuni esempi di scelte ricche di proteine. Puoi mangiarli così come sono, aggiungerli alle tue insalate, frullati o usarli nella preparazione di barrette energetiche fatte in casa.

È importante notare che quando si segue una dieta vegetariana, è fondamentale combinare diversi alimenti per ottenere tutti gli amminoacidi essenziali presenti nelle proteine animali. Ad esempio, la combinazione di legumi e cereali integrali fornisce proteine complete.

Le opzioni vegetariane ad alto contenuto proteico offrono una vasta gamma di scelte gustose e nutrienti. Che tu sia vegetariano o semplicemente alla ricerca di opzioni più sane per diversificare la tua dieta, verdure a foglia verde, legumi, tofu, tempeh, seitan, semi e noci possono fornirti le proteine di cui il tuo corpo ha bisogno. Sentiti libero di sperimentare diverse ricette e combinazioni per aggiungere varietà ai tuoi pasti e raccogliere tutti i benefici delle proteine vegetali.

Ciotola di burrito vegetariano

Ingredienti :

- 1 tazza di riso integrale cotto
- 1 lattina di fagioli neri, scolati e sciacquati
- 1 peperone rosso, tagliato a listarelle
- 1 peperone verde, tagliato a listarelle
- 1 cipolla, tritata
- 1 cucchiaio di olio d'oliva
- 1 cucchiaio di mix di spezie per taco (o a piacere)
- 1 avocado, affettato
- 1 pomodoro, a dadini
- Foglie di lattuga, lavate e strappate
- Scelta di salsa salsa
- Succo di lime (facoltativo)
- Coriandolo fresco per guarnire (facoltativo)
- Sale e pepe a piacere

Istruzioni :

1. In una padella, scaldare l'olio d'oliva a fuoco medio. Aggiungere le listarelle di peperoni e la cipolla tritata. Soffriggere per circa 5 minuti, fino a quando le verdure sono tenere.

2. Aggiungere i fagioli neri nella padella e cospargere con il mix di spezie per taco. Mescolare bene e cuocere a fuoco lento per qualche minuto per far amalgamare i sapori. Condite con sale e pepe a piacere.

3. In ciotole individuali, dividere il riso integrale cotto sul fondo.

4. Aggiungere una porzione di verdure miste e fagioli neri sopra il riso.

5. Guarnire la ciotola con avocado a fette, pomodoro a cubetti, foglie di lattuga strappate e un cucchiaio di salsa salsa.

6. Se lo si desidera, aggiungere una spremuta di succo di lime fresco e qualche foglia di coriandolo fresco per esaltare i sapori.

7. Mescolare tutti gli ingredienti nella ciotola prima di servire.

Questa ciotola vegetariana per burrito è un'opzione sana ed equilibrata per un pasto veloce e delizioso. I fagioli neri forniscono proteine e fibre, mentre le verdure aggiungono colore, vitamine e minerali. Il riso integrale fornisce una base nutriente e saziante. Puoi anche personalizzare la tua ciotola aggiungendo altre verdure a tua scelta, come mais o carote tritate. Goditi questo pasto completo e gustoso!

Capitolo 6: Accompagnamenti nutrienti

I cereali integrali sono un'importante fonte di nutrienti essenziali come fibre, vitamine del gruppo B, minerali e antiossidanti. Sono anche ricchi di carboidrati complessi, che li rendono una fonte di energia di lunga durata per il corpo. Incorporare cereali integrali e cereali sani nella dieta ha molti benefici per la salute. Ecco perché meritano un posto di rilievo nella tua cucina:

- Fibra alimentare :

  I cereali integrali sono un'ottima fonte di fibre alimentari, essenziali per mantenere un sistema digestivo sano. La fibra aiuta a regolare il transito intestinale, previene la stitichezza e favorisce la sazietà. Contribuiscono anche alla stabilità della glicemia e al mantenimento di un peso sano. Anche i cereali sani come la quinoa, il grano saraceno, il miglio e l'avena sono ricchi di fibre, il che li rende opzioni nutrienti per pasti equilibrati.

- Nutrienti essenziali:

  I cereali integrali forniscono una varietà di nutrienti essenziali come ferro, magnesio, zinco e vitamine del gruppo B. Questi nutrienti svolgono un ruolo importante nel corretto funzionamento del corpo. Ad esempio, il ferro è necessario per la formazione dei globuli rossi e il trasporto dell'ossigeno, mentre il magnesio è essenziale per la salute delle ossa, dei muscoli e del sistema nervoso. Le vitamine del gruppo B sono coinvolte nella produzione di energia e nel mantenimento della salute del cervello.

- Controllo della glicemia:

I cereali integrali vengono digeriti più lentamente rispetto ai cereali raffinati, il che aiuta a mantenere livelli di zucchero nel sangue più stabili. Questo è particolarmente importante per le persone con diabete o che cercano di prevenire le fluttuazioni di zucchero nel sangue. I cereali sani come l'avena sono particolarmente utili, in quanto contengono fibre solubili che rallentano ulteriormente la digestione dei carboidrati.

- Varietà di sapori e consistenze:

I cereali integrali offrono una varietà di sapori e consistenze che possono aggiungere varietà ai tuoi pasti. Dalla croccantezza della quinoa alla morbidezza dell'orzo e alla leggerezza del riso basmati, c'è un'ampia varietà di cereali integrali da esplorare. Puoi prepararli come contorni, insalate, zuppe, porridge o anche dessert per un'esperienza di gusto diversa.

- Opzioni versatili:

I cereali integrali e i cereali sani possono essere utilizzati in una moltitudine di ricette. Puoi usarli come base per ciotole di cereali o piatti a base di cereali, mescolarli a zuppe e stufati, usarli come ingredienti in pane e dolci o aggiungerli alle insalate per un tocco di consistenza e nutrienti aggiuntivi. Le possibilità sono infinite e possono soddisfare tutti i gusti e le preferenze culinarie.

È importante scegliere cereali integrali e cereali sani che vengono minimamente lavorati. Scegli opzioni come riso integrale, quinoa, avena integrale, farro, grano integrale e grano saraceno. Assicurati di leggere le etichette dei prodotti per verificare che siano effettivamente realizzati con cereali integrali.

I cereali integrali e i cereali sani sono una parte essenziale di una dieta equilibrata. Il loro alto contenuto di fibre, i nutrienti essenziali e i carboidrati complessi li rendono scelte nutrienti per sostenere una buona salute dell'apparato digerente, una glicemia stabile e una dieta equilibrata. Sperimenta con diversi tipi di cereali integrali nelle tue ricette quotidiane per scoprire nuovi sapori e raccogliere i benefici per la salute che offrono.

I legumi, che includono ceci, lenticchie, fagioli e piselli, sono un'ottima fonte di proteine vegetali, fibre, ferro e altri nutrienti essenziali. Sono anche versatili e possono essere preparati in diversi modi per aggiungere varietà alla tua dieta. Ecco alcune idee creative per cucinare i legumi:

- Hummus rivisitato:

  L'hummus è una preparazione tradizionale a base di ceci, aglio, tahin, succo di limone e spezie. Per un tocco creativo, puoi aggiungere altri ingredienti per variare i sapori. Prova ad aggiungere olive, cumino, paprika affumicata, erbe fresche come basilico o prezzemolo, o anche verdure grigliate come peperoni o melanzane. Potete utilizzare anche diverse varietà di legumi, come le lenticchie rosse, per creare hummus colorati e saporiti.

- Hamburger vegani:

  I legumi sono un'ottima base per la preparazione di hamburger vegetariani sani e gustosi. Puoi usare ceci, fagioli neri o lenticchie come ingredienti principali. Mescolarli con spezie, verdure tritate finemente, pangrattato o farina d'avena e modellarli in polpette. Cuocili o friggili in padella e servili su panini per hamburger con i tuoi condimenti preferiti. Aggiungi salsa fatta in casa per ancora più sapore.

- Insalate gourmet:

  I legumi sono un'ottima aggiunta alle insalate, fornendo sia una consistenza soddisfacente che una dose di proteine vegetali. Puoi aggiungere ceci, lenticchie, fagioli o piselli a una base di verdure verdi, come lattuga, spinaci o rucola. Completa la tua insalata con verdure colorate, erbe fresche, frutta secca, semi e un condimento leggero e gustoso. I legumi daranno alla tua insalata una dimensione più nutriente e appagante.

- Curry vegetariano:

  I legumi si sposano perfettamente con le spezie e i sapori esotici di un curry vegetariano. Potete preparare un curry con ceci, lenticchie o fagioli, aggiungendo verdure di stagione e una salsa cremosa al latte di cocco. Servitelo con riso basmati o pane naan per un pasto completo ed equilibrato. I legumi aggiungono consistenza tenera e ricchezza nutrizionale a questo piatto classico.

- Salse e salse:

  I legumi possono essere trasformati in deliziose salse e salse. Puoi creare una salsa di fagioli neri con mais, pomodori, cipolla rossa e spezie per un sapore messicano. I ceci possono essere trasformati in una deliziosa purea di melanzane per accompagnare verdure crude o focacce. Sperimenta diverse combinazioni di ingredienti per trovare le tue ricette per salse e salse a base di legumi.

I legumi offrono una moltitudine di opzioni creative per diversificare la tua dieta. La loro ricchezza in proteine vegetali, fibre e sostanze nutritive li rende ingredienti sani e versatili. Sentiti libero di esplorare diverse ricette e tecniche di cottura per sfruttare appieno i benefici dei legumi nella tua cucina. Che si tratti di salse, insalate, piatti principali o contorni, i legumi possono aggiungere un tocco di sapore e nutrimento ai tuoi pasti.

Le puree di verdure sono un ottimo modo per aggiungere sapore, nutrimento e consistenza ai tuoi pasti. Ti permettono di godere dei benefici delle verdure offrendo una varietà di gusti e combinazioni di sapori. Ecco alcune idee per creare deliziose puree di verdure:

- Purè di patate dolci:

  La patata dolce è un ortaggio dolce e gustoso che si presta perfettamente al purè. Cuocere le patate dolci finché sono tenere, quindi schiacciarle con una forchetta o frullarle fino a ottenere un composto omogeneo. Aggiungere burro vegetale, latte di mandorle o di cocco, cannella e un pizzico di sale per esaltarne il sapore. Puoi anche incorporare spezie come zenzero, noce moscata o cumino per variare i piaceri. Questo purè di patate dolci è l'accompagnamento perfetto per piatti di carne o verdure.

- Purea di cavolfiore :

  Il cavolfiore è un ortaggio versatile che può essere trasformato in una purea cremosa e leggera. Cuocere il cavolfiore fino a renderlo tenero, quindi frullarlo con poco brodo vegetale caldo e latte di mandorla non zuccherato fino ad ottenere una consistenza cremosa. Aggiungi aglio, parmigiano grattugiato (o un'alternativa vegana), sale e pepe per esaltare il sapore. Questo purè di cavolfiore è un'ottima alternativa al classico purè di patate e può accompagnare un'ampia varietà di piatti.

- Purea di broccoli:

  I broccoli sono una verdura ricca di nutrienti e passati in purea danno un tocco di verde ai tuoi pasti. Cuocere a vapore i broccoli fino a renderli teneri, quindi frullarli con un po' di brodo vegetale e latte di cocco per ottenere una consistenza cremosa. Aggiungere aglio, succo di limone, sale e pepe per esaltare i sapori. Puoi anche aggiungere parmigiano grattugiato o lievito alimentare per un tocco di formaggio vegetale. Questa purea di broccoli è ideale come contorno o come base per primi piatti di pasta o riso.

- Purea di carote e arancia:

  La dolce combinazione di carote e arance si traduce in un purè luminoso e delizioso. Cuocere le carote finché sono tenere, quindi frullarle con il succo e la scorza di un'arancia fresca. Aggiungi un pizzico di cannella, un cucchiaino di miele (o un dolcificante naturale) e un pizzico di sale per bilanciare i sapori. Questa purea di carote e arance è un'ottima fonte di vitamine e antiossidanti, e aggiungerà un tocco dolce e piccante ai tuoi pasti.

- Purea di melanzane:

  Le melanzane forniscono una base cremosa e saporita per un delizioso purè. Grigliare le melanzane fino a quando sono tenere e la pelle è carbonizzata. Togliere la pelle e mescolare la polpa con aglio, tahini, succo di limone, olio d'oliva e un pizzico di sale. Questa purea di melanzane, nota anche come baba ganoush, è perfetta come salsa o spalmata sul pane pita.

Le puree di verdure sono un ottimo modo per incorporare una varietà di verdure nella tua dieta quotidiana. Sono facili da preparare, versatili e offrono molti benefici per la salute. Sentiti libero di sperimentare diverse combinazioni di verdure, spezie e altri ingredienti per creare le tue puree deliziose e nutrienti.

Hummus rivisitato

Ingredienti :

- 1 barattolo di ceci (400 g), scolati e sciacquati
- 2 spicchi d'aglio, tritati
- 3 cucchiai di succo di limone fresco
- 2 cucchiai di tahin (pasta di sesamo)
- 2 cucchiai di olio extravergine di oliva
- 1 cucchiaino di cumino macinato
- 1/2 cucchiaino di paprika
- Sale e pepe nero, a piacere
- 2 cucchiai di prezzemolo fresco tritato (facoltativo, per guarnire)
- 1 cucchiaio di semi di sesamo (opzionale, per guarnire)

Istruzioni :

1. Metti i ceci, l'aglio, il succo di limone, il tahini, l'olio d'oliva, il cumino e la paprika in un frullatore o in un robot da cucina. Frullare fino a che liscio e cremoso.

2. Se la consistenza dell'hummus è troppo densa, aggiungi un po' d'acqua, un cucchiaio alla volta, fino a raggiungere la consistenza desiderata.

3. Assaggia e regola il condimento con sale e pepe a piacere.

4. Trasferisci l'hummus in una ciotola da portata. A piacere guarnire con prezzemolo fresco tritato e semi di sesamo.

5. Servite l'hummus rivisitato con verdure tagliate a bastoncini, chips di verdure, pane pita o cracker.

Questo hummus rivisitato è deliziosamente cremoso con un sapore leggermente affumicato di paprika e un tocco speziato di cumino. Il tahini fornisce un sottile sapore di sesamo che completa perfettamente i ceci. È un'ottima alternativa salutare alle tradizionali salse, ed è ottimo per antipasti, spuntini o anche per accompagnare i secondi piatti.

Capitolo 7: Zuppe confortanti

Le vellutate sono zuppe cremose e untuose, preparate con verdure cotte e miste. Sono facili da preparare e sono un ottimo modo per gustare un'ampia varietà di verdure godendo dei loro numerosi benefici per la salute. Ecco alcune idee per creare deliziose zuppe di verdura:

- Zuppa di zucca:

  La zucca butternut è un ortaggio morbido e cremoso che si presta perfettamente alla realizzazione di una vellutata. Inizia cuocendo o cuocendo a vapore la zucca fino a quando diventa tenera. Poi mescolatela con del brodo vegetale caldo e aggiungete spezie come noce moscata, zenzero o cannella per esaltarne il sapore. Puoi anche aggiungere un tocco di crema leggera per una consistenza ancora più vellutata. Questa cremosa zuppa di zucca è perfetta per le giornate autunnali e invernali e può essere guarnita con semi di zucca o panna montata vegana per una presentazione elegante.

- Crema Di Pomodoro :

  I pomodori sono un ingrediente base per una zuppa ricca di sapori. Inizia facendo soffriggere le cipolle e l'aglio in olio d'oliva, quindi aggiungi i pomodori a dadini e fai sobbollire finché sono teneri. Frullare il composto con il brodo vegetale fino ad ottenere un composto liscio e cremoso. Aggiungi erbe fresche come basilico o origano per un tocco di freschezza. Servite la vellutata di pomodoro calda o fredda, secondo le vostre preferenze. Può essere servito con crostini croccanti o formaggio vegano grattugiato per un gusto ancora maggiore.

- Vellutata di porri e patate:

Il matrimonio di porri e patate crea una vellutata morbida e confortante. Soffriggere i porri affettati nel burro vegetale finché sono teneri, quindi aggiungere le patate a cubetti e il brodo vegetale. Cuocere a fuoco lento fino a quando le patate sono cotte, quindi frullare il composto fino a che liscio. Potete aggiungere un po' di panna o latte vegetale per una consistenza ancora più cremosa. Condire con sale, pepe ed erbe aromatiche a piacere. Questa vellutata di porri e patate è un piatto confortante che può essere consumato così com'è o accompagnato da una leggera insalata.

- Vellutata di broccoli e cheddar vegano:

I broccoli sono un ortaggio nutriente che si presta perfettamente alla preparazione di una vellutata. Cuocere i broccoli finché sono teneri, quindi mescolarli con il brodo vegetale. Aggiungere il cheddar vegano tritato e lasciare sciogliere delicatamente nella vellutata fino a quando non sarà ben incorporato. Condire con sale, pepe e spezie a piacere. Questa vellutata vegana di broccoli e cheddar è un'opzione gustosa e confortante, perfetta per gli amanti del formaggio senza prodotti di origine animale.

Le zuppe di verdure offrono un'infinita varietà di combinazioni di sapori e consistenze. Sono facili da preparare e sono un ottimo modo per gustare le verdure godendo dei loro numerosi benefici per la salute. Sentiti libero di sperimentare diverse combinazioni di verdure, spezie e condimenti per creare le tue deliziose zuppe.

I legumi, come fagioli, lenticchie e ceci, sono ingredienti versatili e ricchi di proteine vegetali, fibre e nutrienti essenziali. Le zuppe di legumi sono un modo delizioso e nutriente per incorporare questi cibi sani nella tua dieta. Ecco alcune idee per creare gustose zuppe di legumi:

- Zuppa di fagioli neri:

I fagioli neri sono un'ottima fonte di proteine vegetali e fibre. Per preparare la zuppa di fagioli neri, soffriggere cipolle, aglio e peperoni in olio d'oliva. Quindi aggiungere i fagioli neri cotti e il brodo vegetale. Cuocere a fuoco lento fino a quando i sapori si fondono, quindi frullare fino a che liscio e cremoso. Aggiungi spezie come cumino, paprika e peperoncino per un sapore extra. Questa zuppa di fagioli neri è deliziosa servita con condimenti come avocado a dadini, coriandolo fresco e tortillas croccanti.

- Zuppa di lenticchie al corallo:

Le lenticchie di corallo sono ricche di proteine, fibre e ferro. Per preparare la zuppa di lenticchie rosse, soffriggere cipolle, aglio e carote in olio d'oliva. Quindi aggiungere le lenticchie di corallo sciacquate, il brodo vegetale e le spezie come curcuma, zenzero e coriandolo in polvere. Cuocere a fuoco lento fino a quando le lenticchie sono tenere, quindi frullare il tutto per ottenere una consistenza omogenea. Puoi aggiungere un po' di latte di cocco per un tocco di cremosità e dolcezza. Servite la zuppa di lenticchie rosse con sopra una spolverata di coriandolo fresco per un'esplosione di sapori.

- Zuppa di ceci e spinaci:

I ceci sono un'ottima fonte di proteine e altri importanti nutrienti. Per preparare la zuppa di ceci e spinaci, soffriggere cipolle e aglio in olio d'oliva. Quindi aggiungere i ceci cotti, il brodo vegetale e le spezie come cumino, cannella e paprika affumicata. Cuocere a fuoco lento fino a quando i sapori non si sviluppano, quindi aggiungere gli spinaci freschi e cuocere fino a quando non saranno appassiti. Frullare la zuppa fino a renderla liscia e cremosa. Questa zuppa di ceci e spinaci è un pasto sano e nutriente, perfetto per le giornate più fresche.

- Zuppa di tre verdure:

Per una varietà di sapori e consistenze, prepara una zuppa di tre verdure con legumi. Soffriggere cipolle, aglio e verdure a scelta, come carote, zucchine e peperoni, in olio d'oliva. Aggiungere poi i legumi cotti, come fagioli bianchi o ceci, e il brodo vegetale. Cuocere a fuoco lento fino a quando le verdure sono tenere, quindi frullare il tutto fino a ottenere una consistenza vellutata. Condisci con erbe fresche e spezie a tua scelta per un sapore ancora più intenso. Questa zuppa di tre verdure è un'opzione versatile e soddisfacente per un pasto completo.

Le zuppe di legumi sono un ottimo modo per incorporare questi alimenti nutrienti nella tua dieta quotidiana. Sono facili da preparare, ricchi di sapore e offrono un'ampia varietà di opzioni per soddisfare ogni palato. Sentiti libero di sperimentare diversi tipi di legumi, verdure e spezie per creare le tue ricette di zuppe di legumi gustose e nutrienti.

Le zuppe integrali sono piatti sostanziosi e nutrienti che combinano verdure, proteine e amidi per creare pasti equilibrati e soddisfacenti. Sono facili da preparare e offrono un'infinita varietà di combinazioni di ingredienti. Ecco alcune idee per creare deliziose zuppe a tutto pasto:

- Minestrone:

Il minestrone è una zuppa italiana classica e sana, ricca di verdure e fagioli. Soffriggere cipolle, aglio e verdure come carote, sedano e zucchine in olio d'oliva. Aggiungere il brodo vegetale, i pomodori schiacciati e le erbe aromatiche come timo e rosmarino. Cuocere a fuoco lento fino a quando le verdure sono tenere, quindi aggiungere fagioli cotti e pasta a scelta. Cuocere fino a quando la pasta è al dente, quindi servire il minestrone guarnendo con parmigiano grattugiato e prezzemolo fresco. Questa zuppa è un pasto completo a sé stante, ricco di fibre, proteine vegetali e sapore delizioso.

- Zuppa di lenticchie e verdure:

  Le lenticchie sono un'ottima fonte di proteine e fibre, il che le rende un ingrediente ideale per una zuppa a tutto pasto. Soffriggere cipolle, aglio e verdure come carote, peperoni e zucchine in olio d'oliva. Aggiungere le lenticchie, il brodo vegetale, la polpa di pomodoro e le spezie come cumino, paprika e curcuma. Cuocere a fuoco lento fino a quando le lenticchie sono tenere e le verdure sono cotte. Servite la zuppa di lenticchie e verdure con pane integrale o riso integrale per un pasto completo e nutriente.

- Zuppa di pollo e verdure:

  Per coloro che preferiscono aggiungere carne alla zuppa, la zuppa di pollo e verdure è un'ottima opzione. Cuocere i pezzi di pollo nel brodo di pollo con verdure come carote, sedano e porri. Aggiungi erbe fresche come prezzemolo e timo per più sapore. Cuocere a fuoco lento fino a quando il pollo è tenero e le verdure sono cotte. Rimuovere il pollo, sminuzzarlo e rimetterlo nella zuppa. Servire zuppa di pollo e verdure con pane integrale per un pasto equilibrato e confortante.

- Zuppa di verdure e quinoa:

  La quinoa è una fonte di proteine vegetali complete e costituisce un'ottima base per una zuppa a pasto completo. Soffriggere cipolle, aglio e verdure come porri, funghi e spinaci in olio d'oliva. Aggiungere il brodo vegetale, la quinoa sciacquata e le erbe aromatiche a piacere. Cuocere a fuoco lento fino a quando la quinoa è cotta e le verdure tenere. Condire con sale, pepe e spezie per più sapore. Questa zuppa di verdure e quinoa è un'opzione sana e deliziosa per un pasto equilibrato.

Le zuppe integrali sono piatti versatili e soddisfacenti che offrono un'ampia varietà di opzioni. Sono facili da personalizzare in base alle tue preferenze e alle tue esigenze nutrizionali. Sentiti libero di sperimentare diverse verdure, proteine e amidi per creare le tue deliziose zuppe. Sono pasti completi ed equilibrati che ti manterranno sazio e soddisfatto.

Minestrone

Ingredienti :

- 2 cucchiai di olio d'oliva
- 1 cipolla, tritata
- 2 spicchi d'aglio, tritati
- 2 carote, a dadini
- 2 gambi di sedano, a dadini
- 1 peperone rosso, a dadini
- 400 g di pomodori schiacciati in scatola
- 1 litro di brodo vegetale
- 200 g di fagioli cotti (in scatola)
- 200 g di fagioli bianchi cotti (in scatola)
- 100 g di pasta corta (tipo maccheroni o conchiglie)
- 2 foglie di alloro
- 1 cucchiaino di origano essiccato
- Sale e pepe nero, a piacere
- Parmigiano grattugiato (facoltativo, per guarnire)
- Prezzemolo fresco tritato (facoltativo, per guarnire)

Istruzioni :

1. In una pentola capiente, scaldare l'olio d'oliva a fuoco medio. Aggiungere la cipolla, l'aglio, le carote, il sedano e il peperoncino. Soffriggere le verdure per circa 5 minuti, finché sono teneri.

2. Aggiungere nella padella i pomodori schiacciati con il loro succo e il brodo vegetale. Portare a ebollizione, quindi abbassare la fiamma e cuocere a fuoco lento per circa 15 minuti.

3. Aggiungi i fagioli rossi, i fagioli marini, la pasta, le foglie di alloro e l'origano nella padella. Continuare la cottura per circa 10 minuti, o fino a quando la pasta sarà al dente.

4. Rimuovere le foglie di alloro dalla zuppa. Condire con sale
    e pepe nero a piacere.

5. Servire il minestrone ben caldo. A piacere guarnite con
    parmigiano grattugiato e prezzemolo fresco tritato.

Questo minestrone è sostanzioso, pieno di verdure colorate e
offre una deliziosa combinazione di sapori. I fagioli
aggiungono una consistenza cremosa, la pasta porta una
sensazione confortante e le erbe aggiungono un pizzico di
aroma fragrante. È un piatto perfetto per riscaldarsi durante i
mesi invernali o per gustare un pasto sano e nutriente tutto
l'anno.

Capitolo 8: Piatti internazionali rivisitati

La cucina asiatica è ricca di sapori squisiti, ingredienti freschi e opzioni salutari che soddisferanno le tue papille gustative e ti permetteranno di mantenere uno stile di vita equilibrato. Ecco alcune idee per creare piatti asiatici leggeri e nutrienti:

- Insalata di vermicelli di riso:

  L'insalata di vermicelli di riso è un'opzione leggera e rinfrescante. Immergere i vermicelli di riso in acqua calda fino a renderli morbidi, quindi scolarli e sciacquarli in acqua fredda. Aggiungi verdure croccanti come carote grattugiate, cetrioli tagliati a julienne e germogli di soia. Aggiungi anche erbe fresche come coriandolo e menta. Per il condimento, mescolare succo di lime, salsa di soia leggera, olio di sesamo e un po' di miele o sciroppo d'agave. Mescolare il tutto e servire l'insalata di vermicelli di riso condita con arachidi tritate per una consistenza croccante.

- Brodo di zuppa tailandese:

  Il brodo di zuppa thailandese è un'opzione leggera e profumata, ideale per gli amanti dei sapori asiatici. Bollire il brodo vegetale con il latte di cocco e aggiungere verdure come funghi, peperoni e cavolo. Condire con citronella, coriandolo, salsa di soia leggera e peperoncino per aggiungere sapore. Aggiungi anche gamberi, pollo o tofu per più proteine. Cuocere a fuoco lento fino a quando le verdure sono tenere, quindi servire il brodo di zuppa tailandese caldo e guarnire con coriandolo fresco e fette di peperoncino per chi ama il piccante.

- Wok di verdure e tofu:

Il wok è uno strumento versatile per preparare piatti asiatici leggeri e veloci. Scaldare l'olio d'oliva in un wok e aggiungere verdure come peperoni, broccoli, carote e funghi. Soffriggere le verdure fino a renderle croccanti ma tenere. Aggiungere il tofu a cubetti e saltare fino a doratura. Condire con salsa di soia leggera, zenzero grattugiato e aglio. Servi il wok di verdure e tofu con riso basmati o noodles di riso per un pasto equilibrato e delizioso.

- Sashimi di pesce:

Il sashimi è un'opzione leggera e proteica nella cucina giapponese. Utilizzare pesce fresco di alta qualità come salmone, tonno o dentice. Tagliateli a fettine sottili e serviteli con salsa di soia light, wasabi e zenzero sottaceto. Servi il sashimi con verdure croccanti e riso integrale per un pasto leggero ed equilibrato.

La cucina asiatica offre molte opzioni leggere e deliziose per gli amanti dei sapori esotici. Insalate di vermicelli di riso, brodi di zuppa tailandese, wok di verdure e tofu e sashimi di pesce sono scelte nutrienti ed equilibrate. Sentiti libero di esplorare altri piatti asiatici leggeri utilizzando ingredienti freschi e privilegiando metodi di cottura come la cottura a vapore, la cottura al wok e la griglia per mantenere nutrienti e sapori.

Rinomata per i suoi sapori freschi, ingredienti nutrienti e benefici per la salute, la cucina mediterranea è una scelta eccellente per coloro che desiderano adottare uno stile di vita equilibrato. Ecco alcune idee per creare piatti sani ispirati ai sapori mediterranei:

- Insalata greca :

L'insalata greca è un classico della cucina mediterranea. Unire i pomodori a cubetti, i cetrioli a fette, le cipolle rosse a fette, le olive nere e la feta sbriciolata. Condire con succo di limone, olio extravergine di oliva, origano e sale. Aggiungi foglie di lattuga o rucola per un tocco di verde.

Questa insalata è rinfrescante, piena di sapore e ricca di antiossidanti.

- Grigliata di pesce alla mediterranea:

Il pesce alla griglia è un piatto sano e delizioso che è parte integrante della cucina mediterranea. Scegli pesci ricchi di omega-3 come salmone, sgombro o branzino. Condire il pesce con succo di limone, aglio tritato, prezzemolo fresco, olio d'oliva ed erbe mediterranee come timo e rosmarino. Grigliare il pesce fino a cottura ultimata e servire con una guarnizione di pomodorini, olive e capperi. Servilo con verdure grigliate o un'insalata per un pasto equilibrato.

- Tabbouleh di quinoa:

Il Tabbouleh è un'insalata mediterranea leggera e ricca di sapori. Sostituisci il grano tradizionale con la quinoa cotta per una versione più sana e senza glutine. Mescolare la quinoa con i pomodori a dadini, i cetrioli a dadini, le cipolle verdi a fettine, la menta fresca e il prezzemolo tritato. Condire con succo di limone, olio d'oliva, sale e pepe. Questo tabbouleh di quinoa è fresco, nutriente e può essere consumato come contorno o secondo piatto leggero.

- Verdure Arrostite Mediterranee:

Le verdure arrostite sono un modo delizioso per gustare i sapori mediterranei. Tagliate a pezzi le verdure come zucchine, melanzane, peperoni e pomodori e mescolatele con olio d'oliva, aglio tritato, sale, pepe ed erbe provenzali. Adagiatele su una teglia e arrostitele in forno fino a quando saranno tenere e leggermente caramellate. Queste verdure arrostite possono essere servite come contorno, aggiunte alla pasta o utilizzate come condimento per una leggera pizza mediterranea.

- Hummus croccante di verdure:

L'hummus è una specialità mediterranea a base di ceci. Prepara il tuo hummus mescolando ceci cotti, aglio, succo di limone, tahini (purea di sesamo), olio d'oliva e sale. Servilo con verdure croccanti come bastoncini di carota, fette di cetriolo e spicchi di peperone per uno spuntino sano e gustoso.

La cucina mediterranea offre una moltitudine di opzioni salutari e deliziose. Insalate greche, grigliate di pesce alla mediterranea, tabbouleh di quinoa, verdure arrostite e croccanti hummus di verdure sono tutte scelte che mettono in risalto gli ingredienti freschi e i sapori tipici di questa regione. Sperimenta queste ricette e lasciati trasportare dalle delizie della cucina mediterranea prendendoti cura della tua salute.

La cucina latinoamericana è rinomata per i suoi sapori vibranti, gli ingredienti freschi e la miscela unica di influenze culinarie. Ecco alcune idee per creare piatti sani ispirati alla cucina latinoamericana:

- Tacos di pesce alla griglia:

I tacos sono una popolare specialità messicana e possono essere preparati in modo sano ed equilibrato. Usa pesce bianco magro come tilapia o mahi-mahi. Condire il pesce con succo di lime, aglio tritato, paprika, cumino e sale. Grigliare il pesce fino a cottura ultimata e servire in tortillas di mais calde. Completare i tacos con verdure croccanti come lattuga, pomodori a dadini, cipolle rosse e coriandolo fresco. Aggiungi una salsa leggera a base di yogurt greco e succo di lime per più sapore.

- Ceviche ai frutti di mare:

Il ceviche è un piatto latinoamericano rinfrescante e salutare a base di frutti di mare marinati in succo di limone o lime. Usa pesce fresco come gamberi, capesante o pesce bianco. Tagliatele a pezzetti e mettetele a marinare nel succo di lime per qualche ora fino a cottura per l'acidità del limone. Aggiungi cipolle rosse, pomodori, cetrioli e coriandolo tritato. Condire con sale, pepe e peperoncino per un sapore extra. Servi il ceviche freddo con tortillas di mais o chips di mais per un'esperienza di gusto leggera e deliziosa.

- Insalata di quinoa e fagioli neri:

La combinazione di quinoa e fagioli neri è una base sana ed equilibrata per un'insalata latinoamericana. Cuocere la quinoa secondo le indicazioni sulla confezione e lasciare raffreddare. Aggiungere i fagioli neri sciacquati e scolati, i pomodori a cubetti, le cipolle rosse, il mais grigliato e il coriandolo tritato. Condire con succo di limone, olio d'oliva, cumino, sale e pepe. Unire tutti gli ingredienti e servire l'insalata di quinoa e fagioli neri come contorno o come secondo piatto leggero.

- ciotola di Burrito:

Le ciotole di burrito sono un'opzione equilibrata per gustare i sapori Tex-Mex senza le calorie in eccesso. Inizia con una base di riso integrale o quinoa cotta. Quindi aggiungere i fagioli neri, le verdure grigliate, l'avocado a cubetti, la salsa, la lattuga e le fette di peperone. Puoi anche aggiungere pollo alla griglia o tofu per più proteine. Terminare con una salsa leggera a base di yogurt greco, succo di limone e coriandolo tritato. Le ciotole per burrito sono facili da personalizzare secondo le tue preferenze e creano un pasto equilibrato e gustoso.

La cucina latinoamericana offre una moltitudine di opzioni salutari e deliziose. Tacos di pesce alla griglia, ceviche di pesce, insalata di quinoa e fagioli neri e ciotole di burrito sono scelte che mettono in risalto gli ingredienti freschi e i sapori vivaci di questa cucina. Sentiti libero di sperimentare queste ricette per aggiungere un tocco latinoamericano alla tua dieta sana ed equilibrata.

Insalata di vermicelli di riso

Ingredienti :

- 200 g di vermicelli di riso
- 1 carota, tagliata a julienne
- 1 cetriolo, tagliato a julienne
- 1 peperone rosso, tagliato a julienne
- 1 peperone giallo, tagliato a julienne
- 1 cipolla verde, tritata
- 1 manciata di foglie di coriandolo fresco, tritate
- 1 manciata di arachidi tostate, tritate
- 2 cucchiai di salsa di soia
- 2 cucchiai di succo di lime
- 1 cucchiaio di salsa di pesce (opzionale per una versione vegetariana)
- 1 cucchiaio di zucchero di cocco (o altro dolcificante naturale)
- 1 cucchiaio di olio di sesamo

Istruzioni :

1. Cuocere i vermicelli di riso secondo le istruzioni sulla confezione. Scolatele e sciacquatele con acqua fredda per fermare la cottura. Libro.

2. In una grande insalatiera, unire la carota, il cetriolo, i peperoni, la cipolla verde e il coriandolo fresco.

3. In una piccola ciotola, preparare il condimento unendo la salsa di soia, il succo di lime, la salsa di pesce (se utilizzata), lo zucchero di cocco e l'olio di sesamo.

4. Aggiungere i vermicelli di riso all'insalata di verdure e versarvi sopra la vinaigrette. Mescolare bene per ricoprire tutti gli ingredienti.

5. Lasciare riposare l'insalata in frigorifero per almeno 30 minuti per consentire ai sapori di fondersi.

6. Al momento di servire, guarnire l'insalata con arachidi tritate per fornire una consistenza croccante.

Questa insalata di vermicelli di riso è fresca, colorata e piena di sapore. Può essere servito come contorno o come piatto principale. Puoi anche aggiungere gamberi marinati, pollo o tofu per renderlo un pasto completo. Goditi questa deliziosa insalata vietnamita!

Capitolo 9: Snack salutari

Gli spuntini sono un modo importante per soddisfare i piccoli morsi della fame tra i pasti e mantenere un livello di energia costante per tutta la giornata. Ecco alcune idee per spuntini energetici sani e golosi:

- Barrette energetiche fatte in casa:

  Le barrette energetiche fatte in casa sono facili da preparare e ti danno il controllo degli ingredienti. Usa fiocchi d'avena, frutta secca come datteri o albicocche, noci e semi. Frullare gli ingredienti in un robot da cucina fino ad ottenere una consistenza appiccicosa. Formate delle barrette e mettetele in frigo per qualche ora prima di gustarle. Queste barrette sono ricche di fibre, proteine e grassi sani, il che le rende uno spuntino energetico ideale.

- Yogurt greco con frutta e noci:

  Lo yogurt greco è un'ottima fonte di proteine e calcio. Aggiungi frutta fresca come bacche, fette di banana o spicchi di pesca al tuo yogurt greco. Completare con le noci tritate per una carica extra di grassi sani e croccantezza. Questo snack è sia rinfrescante che nutriente, perfetto per ricaricare le batterie.

- Bastoncini di verdure con salsa di ceci:

  Le verdure fresche sono ricche di sostanze nutritive e povere di calorie, il che le rende ottimi spuntini energetici. Tagliare i bastoncini di carote, cetrioli, sedano e peperoni colorati. Preparare una salsa leggera mescolando ceci cotti, succo di limone, aglio, tahini e sale. Questa salsa di ceci è una fonte di proteine vegetali e aggiunge una consistenza cremosa alle verdure croccanti.

- Frullati proteici:

Gli smoothies sono snack energetici versatili e facili da preparare. Mescolare frutta fresca o congelata con yogurt greco, latte di mandorla o di soia e una fonte proteica in polvere, come proteine del siero di latte o proteine vegetali. Aggiungi verdure verdi al tuo frullato, come spinaci o cavoli, per una carica extra di nutrienti. I frullati proteici sono nutrienti, facili da digerire e perfetti per recuperare dopo un allenamento o per ricaricarsi durante la giornata.

- Mandorle e frutta secca:

Mandorle e frutta secca sono snack energetici compatti e pratici da portare con sé. Le mandorle sono ricche di grassi sani, proteine e fibre, mentre la frutta secca come l'uvetta o le albicocche secche fornisce carboidrati naturali per una rapida energia. Prepara piccole porzioni di mandorle e frutta secca in bustine o scatole per uno spuntino on the go.

- Mele con burro di mandorle:

Le mele sono una fonte naturale di fibre e vitamine, mentre il burro di mandorle è ricco di grassi sani e proteine. Tagliare una mela a fettine e spalmarle con il burro di mandorle. Questa combinazione dolce e croccante è allo stesso tempo nutriente e saziante.

Gli spuntini energetici sono essenziali per mantenere un livello stabile di energia per tutto il giorno. Barrette energetiche fatte in casa, yogurt greco con frutta e noci, bastoncini di verdure con salsa di ceci, frullati proteici, mandorle e frutta secca e mele con burro di mandorle sono tutte idee sane e deliziose per soddisfare le tue voglie. Sentiti libero di sperimentare questi suggerimenti e adattarli ai tuoi gusti e preferenze.

Che si tratti di una pausa dal lavoro, di un'escursione o di un viaggio, avere a portata di mano snack sani e convenienti è fondamentale. Ecco alcune idee per uno spuntino in movimento che ti aiuteranno a soddisfare la tua fame mantenendo una dieta equilibrata:

- Barrette di cereali fatte in casa:

  Le barrette di cereali fatte in casa sono un'ottima opzione per spuntini da asporto. Sono facili da preparare e ti danno il controllo degli ingredienti. Usa fiocchi d'avena, frutta secca, noci, semi e un legante naturale come miele o sciroppo d'acero. Mescolare tutti gli ingredienti, stendere la preparazione in uno stampo e mettere in frigo fino a quando non si indurisce. Taglia le barrette in porzioni individuali e confezionale per portarle con te. Le barrette di muesli fatte in casa sono ricche di fibre, proteine e grassi sani, il che le rende uno spuntino energetico e saziante.

- Pacchetto vegetariano e salsa:

  Preparare un pacco di verdure fresche tagliate a bastoncini o ad anelli, come carote, sedano, cetrioli e peperoni. Confezionali in sacchetti richiudibili o contenitori ermetici per mantenerli freschi. Accompagnateli con una salsa leggera a base di yogurt greco, succo di limone ed erbe fresche come menta o prezzemolo. Questa combinazione di verdure croccanti e salsa rinfrescante è l'ideale per spuntini da asporto.

- Sacchetti di frutta secca e noci:

  Prepara bustine singole di miscele di frutta secca e noci per uno spuntino energetico in movimento. Combina mandorle, anacardi, nocciole, noci pecan o pistacchi con frutta secca come uvetta, albicocche secche, mirtilli rossi o fichi. La frutta secca fornisce carboidrati naturali, mentre le noci forniscono grassi e proteine sani. I pacchetti di frutta secca e noci sono pratici, nutrienti e ti aiutano a soddisfare la tua fame tra un pasto e l'altro.

- Muffin alla frutta e semi:

Prepara sani muffin di frutta e semi per uno spuntino gustoso in movimento. Usa l'avena, il grano integrale o la farina di mandorle come base, aggiungi frutta fresca o congelata come mirtilli, lamponi o banane e aggiungi semi come semi di chia o semi di lino per una dose extra di nutrienti. Evita di aggiungere troppo zucchero usando alternative più sane come lo sciroppo d'acero o i datteri. Prepara i muffin in anticipo e conservali in sacchetti individuali per un facile trasporto.

- Wrap o sandwich di verdure:

Prepara piadine o panini sani ed equilibrati con verdure fresche. Usa tortillas integrali, pane integrale o pane pita come base e aggiungi verdure colorate come foglie di lattuga, fette di pomodoro, cetriolo, avocado e peperone. Aggiungi una fonte proteica leggera come pollo alla griglia, tofu o fagioli per uno spuntino più abbondante. Avvolgi l'involucro o il sandwich in un foglio di alluminio o in una busta richiudibile per un facile trasporto.

Gli spuntini da asporto sono essenziali per soddisfare le tue esigenze nutrizionali quando sei in viaggio. Barrette di muesli fatte in casa, pacchetti di verdure e salse, pacchetti di frutta secca e noci, muffin di frutta e semi e impacchi o panini vegetariani sono tutte idee convenienti e salutari per soddisfare la tua fame ovunque tu sia. Prepara questi snack in anticipo, imballali con cura e portali con te per evitare le tentazioni e seguire una dieta equilibrata.

A volte desideriamo qualcosa di dolce per soddisfare il nostro palato, ma è importante scegliere snack che siano anche nutrienti ed equilibrati. Ecco alcune idee per snack dolci ma salutari:

- Frutta fresca con yogurt:

La frutta fresca è un'ottima fonte di zuccheri naturali e vitamine. Combinali con yogurt bianco, yogurt greco o yogurt vegetale per aggiungere un tocco di cremosità e proteine. Scegli frutta di stagione come bacche, fette di melone o anguria o spicchi di arancia o pompelmo per uno spuntino dolce e rinfrescante.

- Mandorle Tostate alla Cannella:

Le mandorle tostate alla cannella offrono una combinazione di sapori dolci e speziati. Mescolare le mandorle con un pizzico di cannella e tostarle leggermente in forno finché non diventano croccanti. Le mandorle sono ricche di grassi sani e fibre, mentre la cannella aggiunge un tocco di dolcezza senza aggiungere zucchero raffinato.

- Cioccolato fondente e frutta secca:

Il cioccolato fondente con un alto contenuto di cacao è uno spuntino dolce più salutare. Abbinalo a frutta secca come uvetta, mirtilli rossi secchi o pezzi di albicocca secca per un mix di sapori dolci e aspri. Il cioccolato fondente è ricco di antiossidanti e la frutta secca fornisce carboidrati naturali, fibre e vitamine.

- Frullati di frutta:

I frullati di frutta sono un modo delizioso per soddisfare la tua voglia di zucchero mentre ti godi la bontà della frutta. Usa frutta fresca o congelata come banane, fragole, mango o ananas e mescolali con latte di mandorle, yogurt o acqua di cocco. Aggiungi una manciata di spinaci o cavoli per una dose extra di nutrienti. I frullati di frutta ti regalano uno spuntino dolce, idratante e nutriente.

- Biscotti con scaglie di cioccolato e farina d'avena fatti in casa:

  Preparate dei biscotti fatti in casa utilizzando la farina di avena, di farro o di mandorle e aggiungete gocce di cioccolato fondente. Riduci la quantità di zucchero e usa alternative più sane come il miele o lo sciroppo d'acero. I biscotti con gocce di cioccolato e farina d'avena sono più nutrienti dei biscotti tradizionali, grazie alla fibra dell'avena e agli antiossidanti del cioccolato fondente.

- Budino di chia alla frutta:

  Il budino di chia è un'opzione dolce e nutriente. Mescola i semi di chia con il latte di mandorle, il latte di cocco o lo yogurt e lascia riposare per alcune ore finché il composto non si addensa. Aggiungi frutta fresca o frutta secca per un sapore e una dolcezza extra. Il budino di chia è ricco di fibre, omega-3 e proteine vegetali, il che lo rende uno spuntino equilibrato.

Le opzioni di snack dolci ma bilanciate ti consentono di soddisfare la tua voglia di zucchero mantenendo una dieta sana. Frutta fresca con yogurt, mandorle tostate alla cannella, cioccolato fondente con frutta secca, frullati di frutta, biscotti con gocce di cioccolato e farina d'avena e budino di chia alla frutta sono tutte ottime idee deliziose e nutrienti. Sentiti libero di personalizzare questi snack in base alle tue preferenze e portali con te per pause dolci ma equilibrate durante la giornata.

Budino di chia alla frutta

Ingredienti :

- 1/4 di tazza di semi di chia
- 1 tazza di latte vegetale (mandorle, cocco, avena, ecc.)
- 1 cucchiaio di sciroppo d'acero o d'agave
- 1/2 cucchiaino di estratto di vaniglia
- Un pizzico di sale
- Frutta fresca a cubetti (fragole, banane, mango, mirtilli, ecc.)
- Noci o semi per guarnire (mandorle a lamelle, semi di lino, cocco grattugiato, ecc.)

Istruzioni :

1. In una ciotola mescolare i semi di chia, il latte vegetale, lo sciroppo d'acero, l'estratto di vaniglia e il sale. Mescola bene per assicurarti che i semi di chia siano distribuiti uniformemente nella miscela. Lasciar riposare per 5 minuti.

2. Dopo 5 minuti, mescola nuovamente il composto per evitare che i semi di chia si raggruppino. Mettete la ciotola in frigorifero e lasciate riposare per almeno 2 ore, idealmente tutta la notte. Ciò consentirà ai semi di chia di gonfiarsi e formare una consistenza simile a un budino.

3. Una volta che il budino di semi di chia si sarà addensato, toglietelo dal frigorifero. Mescola di nuovo per assicurarti che la consistenza sia uniforme.

4. Dividi il budino di semi di chia in tazze o ciotole individuali. Aggiungere la frutta fresca a dadini sopra il budino.

5. Per aggiungere un tocco di croccantezza, cospargere con noci o semi a scelta.

6. Servire immediatamente il budino di chia alla frutta o
rimettere in frigorifero fino al momento di servire. Il budino
di chia può essere consumato fresco o a temperatura
ambiente.

Questo budino di chia alla frutta è un delizioso dessert
salutare o una colazione. I semi di chia sono ricchi di fibre,
proteine e acidi grassi omega-3, il che li rende una scelta
nutriente per soddisfare le tue voglie dolci. Potete anche
personalizzare questa ricetta aggiungendo spezie come
cannella o cardamomo, oppure utilizzando diversi tipi di latte
vegetale per variare i sapori. Godere!

Capitolo 10: Dolci leggeri

I dessert sono spesso associati a opzioni ricche di zuccheri e grassi, ma è possibile creare dessert gustosi e soddisfacenti utilizzando frutta fresca. Ecco alcune idee per dolci di frutta fresca che delizieranno le vostre papille gustative:

- Macedonia :

  La macedonia è un classico intramontabile e un modo semplice per esaltare i sapori naturali della frutta fresca. Combina una varietà di frutta di stagione come fragole, lamponi, kiwi, mango, arance e ananas. Puoi anche aggiungere un tocco di freschezza spremendo un po' di succo di limone o di arancia sulla frutta. Per una presentazione elegante, guarnisci la macedonia con menta fresca o foglie di basilico.

- Spiedini di frutta:

  Gli spiedini di frutta sono sia divertenti da preparare che deliziosi da mangiare. Tagliare a pezzi una selezione di frutta e infilarla su spiedini di legno o metallo. Usa frutta colorata come fragole, meloni, uva, kiwi e ananas per creare una presentazione accattivante. Per aggiungere un tocco di golosità in più, intingi gli spiedini nello yogurt greco o nel cioccolato fondente fuso.

- Composta di frutta:

  La composta di frutta è un dolce confortante e facile da preparare. Scegli la tua frutta preferita come mele, pere, pesche o ciliegie e cuocili dolcemente con un po' d'acqua e un pizzico di cannella o vaniglia. Cuocere a fuoco lento fino a quando la frutta è tenera e il liquido si riduce a una consistenza composta. Servire la composta di frutta tiepida o fredda e guarnire facoltativamente con qualche lamella di mandorle per aggiungere consistenza.

- Ghiaccioli alla frutta:

I ghiaccioli alla frutta sono perfetti per rinfrescarsi nelle calde giornate estive. Mescolare la frutta fresca con un po' d'acqua o succo di frutta per ottenere una purea liscia. Versare il purè negli stampini per ghiaccioli e metterli nel congelatore fino a completa solidificazione. Puoi anche aggiungere pezzi di frutta interi per una consistenza extra. I ghiaccioli alla frutta sono un'alternativa sana e rinfrescante ai tradizionali dessert surgelati.

- Crumble di frutta:

Il crumble alla frutta è un dolce confortante e croccante che esalta i sapori della frutta fresca. Mescolare la frutta tritata con un po' di succo di limone e zucchero naturale come lo zucchero di cocco o lo sciroppo d'acero. Quindi preparare un ripieno croccante mescolando farina di mandorle, avena, noci tritate, burro o olio di cocco e un pizzico di cannella. Cospargere il ripieno sulla frutta e cuocere fino a quando la parte superiore è dorata e croccante. Servire caldo con una pallina di gelato alla vaniglia non zuccherato.

I dolci alla frutta fresca offrono un'alternativa sana e gustosa ai dolci tradizionali ricchi di zuccheri e grassi. Che si tratti di una rinfrescante macedonia, di colorati spiedini di frutta, di confortanti composte di frutta, di ghiaccioli alla frutta o di un croccante crumble, potrai gustare gustosi dessert mentre ti concedi la bontà della frutta fresca. Quindi lasciati tentare da queste delizie fruttate e divertiti seguendo una dieta equilibrata.

I dessert sono spesso associati a una quantità significativa di zucchero, ma è del tutto possibile preparare deliziosi biscotti e torte riducendo la quantità di zucchero aggiunto. Ecco alcune idee di ricette per soddisfare la tua voglia di dolce in modo più equilibrato:

- Biscotti di farina d'avena e frutta secca:

  I biscotti di farina d'avena e frutta secca sono un'ottima opzione per uno spuntino dolce e nutriente. Utilizzare come base farina di avena, farina di mandorle o farina integrale. Aggiungi frutta secca come uvetta, mirtilli rossi secchi, albicocche secche o fichi secchi per un tocco di dolcezza naturale. Puoi anche aggiungere semi di chia o noci tritate per una maggiore consistenza e sostanze nutritive.

- Torta al cioccolato fondente e noci:

  Per gli amanti del cioccolato, una torta al cioccolato fondente e noci è un'ottima alternativa alle tradizionali torte ad alto contenuto di zucchero. Usa cioccolato fondente con un alto contenuto di cacao per più intensità e sapore. Sostituisci parte dello zucchero con sciroppo d'acero o miele per ridurre la quantità di zucchero aggiunto. Aggiungi noci tritate come noci pecan, anacardi o mandorle per una maggiore croccantezza e ricchezza.

- Biscotti alla banana con scaglie di cioccolao:

  I biscotti con gocce di cioccolato e banana sono un'opzione gustosa e leggermente dolce. Schiacciate le banane mature e mescolatele con farina di mandorle, farina integrale o avena. Aggiungere gocce di cioccolato fondente per un tocco di dolcezza. Le banane forniscono una dolcezza naturale e una consistenza gommosa ai biscotti, riducendo la necessità di aggiungere quantità eccessive di zucchero.

- Biscotti di frutta e semi:

I biscotti alla frutta e ai semi sono sia sani che gustosi. Mescola frutta secca come datteri, fichi, albicocche o prugne secche con semi come semi di lino, semi di chia o semi di girasole. Aggiungere la farina d'avena o di mandorle per legare gli ingredienti. I frutti essiccati forniscono una dolcezza naturale e i semi aggiungono una consistenza croccante e nutrienti benefici.

- Torta di carote e noci:

La torta di carote e noci è un'opzione deliziosamente nutriente e a basso contenuto di zucchero. Grattugiate le carote e mescolatele alla farina integrale o alla farina di mandorle. Aggiungi noci tritate, come noci pecan o noci, per un sapore e uno scricchiolio extra. Sostituisci parte dello zucchero con succo d'arancia o sciroppo d'acero per una dolcezza naturale. La torta di carote è ottima anche per aggiungere fibre e sostanze nutritive al tuo dessert.

I biscotti e le torte a basso contenuto di zucchero offrono un'alternativa più sana ai dolci tradizionali. Usando ingredienti nutrienti come frutta fresca o secca, noci e semi e riducendo la quantità di zucchero aggiunto, puoi preparare dolci deliziosi e salutari. Che si tratti di biscotti di farina d'avena e frutta secca, torta al cioccolato fondente e noci, biscotti alla banana e gocce di cioccolato, biscotti alla frutta e semi o carote e noci, puoi soddisfare le tue voglie dolci prendendoti cura della tua salute.

Il glutine è una proteina presente nel grano, nell'orzo, nella segale e in altri cereali e può essere un problema per alcune persone affette da celiachia, intolleranza al glutine o sensibilità al glutine. Fortunatamente, ci sono molte deliziose opzioni per preparare pasticcini senza glutine. Ecco alcune idee:

- Farine senza glutine:

Per sostituire le tradizionali farine contenenti glutine, sul mercato sono disponibili molte farine senza glutine. Alcune delle opzioni più comuni includono farina di riso, farina di grano saraceno, farina di quinoa, farina di mais, farina di castagne e farina di mandorle. Ogni farina ha il suo sapore e la sua consistenza, quindi vale la pena combinarli per ottenere i migliori risultati. Puoi trovare anche miscele di farine senza glutine appositamente studiate per la panificazione.

- Dolci a base di frutta:

I pasticcini senza glutine possono essere realizzati utilizzando frutta fresca o secca per aggiungere dolcezza e sapore naturali. Ad esempio, puoi preparare dei muffin ai mirtilli senza glutine utilizzando farina di mandorle o farina di riso abbinata a mirtilli freschi o surgelati. Le banane sono anche un ottimo ingrediente per la cottura senza glutine, poiché aggiungono una dolcezza naturale e una consistenza gommosa alle ricette.

- Uso di sostituti dello zucchero:

Invece di utilizzare zucchero bianco raffinato, puoi optare per sostituti dello zucchero più sani nella tua cottura senza glutine. Ad esempio, lo sciroppo d'acero, il miele, lo sciroppo d'agave e lo zucchero di cocco sono buone alternative naturali allo zucchero tradizionale. Puoi anche sperimentare dolcificanti senza calorie come la stevia o l'eritritolo. Assicurati di regolare le quantità e testare i risultati di cottura quando usi sostituti dello zucchero, poiché possono influenzare la consistenza e la consistenza dei prodotti da forno.

- Incorporazione di semi e noci:

Semi e noci aggiungono consistenza, sapori interessanti e benefici nutrizionali ai prodotti da forno senza glutine. Aggiungi semi di chia, semi di lino, semi di girasole o semi di sesamo alle tue ricette per una dose extra di fibre e acidi grassi omega-3. Le noci tritate, come mandorle, noci pecan o nocciole, forniscono una consistenza croccante e un sapore ricco. Puoi incorporarli in biscotti, muffin o brownies senza glutine.

- Utilizzo di sostituti dell'uovo:

Nei prodotti da forno senza glutine può essere necessario sostituire le uova per ottenere la giusta consistenza. Fortunatamente, ci sono molti sostituti delle uova disponibili per le persone che seguono una dieta priva di glutine. Le opzioni comuni includono semi di lino macinati mescolati con acqua, salsa di mele, yogurt vegetale o tofu di seta. Questi sostituti aggiungono umidità e legano gli ingredienti, fornendo al contempo ulteriori benefici nutrizionali.

Pasticceria senza glutine e alternative sane consentono a chi segue una dieta priva di glutine o cerca di ridurre l'assunzione di glutine di gustare deliziosi dessert senza compromettere la propria salute. Utilizzando farine senza glutine, frutta, sostituti dello zucchero, semi e noci e sostituti delle uova, puoi creare prodotti da forno gustosi, umidi e nutrienti. Sentiti libero di sperimentare diversi ingredienti e ricette per trovare le tue combinazioni preferite e deliziare le tue papille gustative senza glutine.

Crumble di frutta

Ingredienti :

- 4-5 tazze di frutta a scelta (mele, pere, pesche, frutti di bosco, ecc.), sbucciate e tagliate a pezzi
- 1 cucchiaio di succo di limone
- 1/2 tazza di farina (integrale o senza glutine se necessario)
- 1/2 tazza di fiocchi d'avena
- 1/4 tazza di zucchero (cocco, canna o dolcificante naturale)
- 1/4 tazza di noci tritate (mandorle, nocciole, noci, ecc.)
- 1/4 di tazza di burro fuso (o olio di cocco per una versione vegana)
- 1/2 cucchiaino di cannella
- Un pizzico di sale

Istruzioni :

1. Preriscalda il forno a 180°C (350°F).

2. In una ciotola capiente mescolate la frutta tagliata con il succo di limone. Puoi regolare la quantità di zucchero in base alla dolcezza naturale della frutta.

3. In un'altra ciotola unire la farina, i fiocchi d'avena, lo zucchero, le noci tritate, la cannella e il sale. Aggiungere il burro fuso e mescolare bene fino ad ottenere una consistenza friabile.

4. Distribuire la frutta in una pirofila. Distribuire uniformemente il composto sbriciolato sulla frutta.

5. Metti la pirofila nel forno preriscaldato e cuoci per circa 30-35 minuti, o fino a quando la parte superiore del crumble è dorata e croccante e la frutta è tenera e succosa.

6. Togliere il crumble dal forno e lasciarlo raffreddare leggermente prima di servire.

7. Servite il crumble alla frutta caldo, accompagnato da una pallina di gelato alla vaniglia, panna montata o yogurt naturale. È anche delizioso così com'è.

Questo crumble alla frutta è un dessert confortante e fruttato, perfetto per le giornate estive o per ogni occasione speciale. Puoi anche variare i sapori utilizzando diversi tipi di frutta o aggiungendo spezie come noce moscata o zenzero. Libera la tua creatività e divertiti!

Capitolo 11: Bevande vitalizzanti

I frullati verdi sono un ottimo modo per incorporare più verdure verdi e nutrienti essenziali nella tua dieta in modo delizioso e conveniente. Offrono un'ampia varietà di benefici per la salute, dall'aumento dell'energia e dell'immunità alla promozione della digestione e della disintossicazione. Ecco alcuni motivi per cui dovresti includere frullati verdi nella tua dieta:

- Ricco di sostanze nutritive:

  I frullati verdi sono un tesoro di nutrienti essenziali. Usando verdure verdi come spinaci, cavoli, lattuga romana o prezzemolo come base del tuo frullato, ottieni un'alta dose di vitamine (A, C, K), minerali (ferro, calcio, potassio) e antiossidanti. Questi nutrienti sono essenziali per sostenere una buona salute generale, rafforzare il sistema immunitario e promuovere la rigenerazione cellulare.

- Fonte di fibra:

  Le verdure verdi utilizzate nei frullati sono ricche di fibre, il che favorisce una digestione sana e regolare. La fibra aiuta a prevenire la stitichezza, mantenere un buon equilibrio di zucchero nel sangue e favorire la sazietà. Aggiungendo anche frutta ricca di fibre, come banane, pere o frutti di bosco, aumenterai ulteriormente il contenuto di fibre del tuo frullato. La fibra aiuta anche a sostenere la salute cardiovascolare abbassando i livelli di colesterolo e regolando la pressione sanguigna.

- Idratazione:

  I frullati verdi sono un'ottima fonte di idratazione. Usando come base verdure fresche e frutta succosa, si ottiene un liquido nutriente e idratante. Ciò è particolarmente vantaggioso durante i caldi mesi estivi o dopo un intenso allenamento quando è necessario reidratarsi. I frullati verdi possono anche essere aromatizzati con acqua di cocco o latte di mandorle per aggiungere un sapore rinfrescante.

- Disintossicazione:

I frullati verdi sono un ottimo modo per sostenere la naturale disintossicazione del tuo corpo. Le verdure verdi sono ricche di clorofilla, un potente disintossicante che aiuta a rimuovere le tossine e i metalli pesanti dal corpo. Aggiungendo anche ingredienti disintossicanti come succo di limone, zenzero o curcuma al tuo frullato, aumenti gli effetti purificanti e detergenti.

- Energia durevole:

Grazie al loro alto contenuto di nutrienti, fibre e carboidrati complessi, i frullati verdi forniscono energia sostenuta e duratura. A differenza delle bevande zuccherate o degli snack trasformati, che possono causare picchi di zucchero nel sangue seguiti da crolli energetici, i frullati verdi alimentano il tuo corpo con nutrienti essenziali e mantengono stabile l'equilibrio di zucchero nel sangue.

Per preparare un frullato verde nutriente, puoi iniziare con una base di verdure verdi fresche, come spinaci o cavoli. Quindi aggiungi frutta a tua scelta, come banane, mango o ananas, per fornire dolcezza naturale e sapore delizioso. Puoi anche aggiungere proteine usando yogurt greco, tofu di seta o polveri proteiche a base vegetale. Per liquefare il tuo frullato, puoi usare acqua, latte di mandorle o latte di cocco.

Sentiti libero di sperimentare diversi ingredienti e aggiungi supercibi come semi di chia, maca o spirulina in polvere per aumentare ulteriormente il valore nutritivo del tuo frullato. Le possibilità sono infinite, quindi divertiti a creare le tue combinazioni di frullati verdi nutrienti e goditi i benefici per la salute che offrono.

Le tisane e le tisane sono bevande calde a base di erbe che forniscono una varietà di benefici per la salute, dal lenitivo e rilassante all'aumento della digestione e alla riduzione dell'infiammazione. Ecco alcuni motivi per cui dovresti includere tisane e infusi salutari nella tua routine quotidiana:

- Proprietà lenitive:

  Molti infusi e tè sono noti per le loro proprietà lenitive e rilassanti. Ad esempio, la camomilla è tradizionalmente utilizzata per calmare i nervi e favorire un sonno ristoratore. La melissa e la verbena odorosa sono note anche per i loro effetti calmanti sul sistema nervoso. Prendersi il tempo per godersi una tazza calda di questi infusi può aiutarti a rilassarti dopo una lunga giornata e ridurre lo stress.

- Digestione sana:

  Alcuni tè sono appositamente formulati per supportare una sana digestione. Ad esempio, la menta piperita è nota per le sue proprietà carminative, che aiutano ad alleviare gonfiore e gas. Lo zenzero è un altro ingrediente comune utilizzato per stimolare la digestione e alleviare il mal di stomaco. Includendo queste infusioni nella tua routine post-pasto, puoi supportare una digestione ottimale e prevenire disturbi digestivi.

- Effetti antinfiammatori:

  Alcune piante utilizzate in infusi e tè hanno proprietà antinfiammatorie naturali. Ad esempio, la curcuma viene spesso utilizzata per i suoi potenti effetti antinfiammatori grazie al suo contenuto di curcumina. Il tè verde è anche noto per le sue proprietà antiossidanti e antinfiammatorie. Incorporando questi ingredienti nei tuoi tè, puoi aiutare a ridurre l'infiammazione nel tuo corpo e promuovere una salute ottimale.

- Idratazione sana:

  Infusi e tisane sono un'ottima alternativa alle bevande zuccherate e gassate per mantenersi idratati durante tutta la giornata. La maggior parte degli infusi e dei tè sono naturalmente privi di calorie e zuccheri, il che li rende un'opzione salutare per soddisfare la tua sete. Puoi gustarli caldi o freddi a seconda delle tue preferenze, rendendoli una bevanda versatile e dissetante.

- Antiossidanti e benefici per la salute:

  Molti tè, come il tè verde, il tè bianco e il tè nero, sono ricchi di antiossidanti. Gli antiossidanti sono composti benefici che aiutano a neutralizzare i radicali liberi nel corpo e prevenire il danno cellulare. Sono associati a un ridotto rischio di malattie croniche, come le malattie cardiache e il cancro. Incorporando questi tè nella tua routine quotidiana, puoi raccogliere i loro benefici per la salute a lungo termine.

Quando si preparano tisane e tisane salutari, è importante scegliere ingredienti biologici di alta qualità quando possibile. Puoi usare erbe essiccate sfuse o bustine di tè preconfezionate per comodità. Lasciare riposare gli ingredienti in acqua calda per alcuni minuti per rilasciare i sapori e i benefici per la salute. Puoi anche sperimentare diverse combinazioni di ingredienti per creare le tue miscele personalizzate.

Infusi e tè salutari sono un ottimo modo per godere dei benefici di piante ed erbe. Offrono una gamma di sapori e benefici per la salute, permettendoti di prenderti cura del tuo corpo in modo naturale e delizioso. Non esitare a integrare questi infusi nella tua routine quotidiana per sentirti bene e promuovere una vita sana ed equilibrata.

Le acque aromatizzate sono un'alternativa sana e golosa alle bevande zuccherate e gassate. Offrono un modo semplice e creativo per aggiungere sapore e interesse alla tua assunzione giornaliera di acqua. Ecco alcuni motivi per cui dovresti includere rinfrescanti acque aromatizzate nella tua routine:

- Idratazione ottimale:

  L'acqua è essenziale per mantenere un'adeguata idratazione, ma molte persone trovano difficile berne abbastanza ogni giorno a causa del suo sapore insipido. Le acque aromatizzate possono aiutarti a bere più acqua aggiungendo sapore e interesse alla tua bevanda. Quando l'acqua ha un sapore gradevole, è più facile rimanere idratati per tutto il giorno.

- Opzioni salutari senza calorie:

  Le acque aromatizzate sono un'ottima alternativa alle bevande zuccherate perché naturalmente prive di calorie. A differenza delle bibite e dei succhi di frutta, le acque aromatizzate non aggiungono calorie vuote alla tua dieta. Questo li rende ideali per chi cerca di mantenere o perdere peso mentre si gusta una bevanda rinfrescante.

- Controllo dell'assunzione di zucchero:

  Una delle maggiori preoccupazioni per le bevande zuccherate è il loro alto contenuto di zuccheri aggiunti. Le acque aromatizzate ti permettono di controllare la quantità di zucchero che consumi. Puoi usare ingredienti naturali come frutta fresca, erbe e spezie per aggiungere sapore senza lo zucchero in eccesso. Ciò consente di gustare una bevanda dolce evitando gli effetti negativi del consumo eccessivo di zucchero.

- Infusi di frutta e erbe:

Le acque aromatizzate possono essere preparate infondendo frutta fresca, verdura ed erbe aromatiche nell'acqua. Puoi sperimentare diverse combinazioni di sapori a seconda delle tue preferenze personali. Ad esempio, puoi creare un'acqua al gusto di menta e cetriolo per una bevanda rinfrescante e dissetante, oppure un infuso di limone e zenzero per un effetto rivitalizzante.

- Benefici alla salute:

Utilizzando ingredienti naturali come frutta ed erbe, le acque aromatizzate possono anche fornire benefici per la salute. Ad esempio, l'aggiunta di fette di limone può fornire una spinta di vitamina C, mentre l'uso di menta può aiutare a lenire la digestione. Puoi anche aggiungere bacche ricche di antiossidanti per beneficiare delle loro proprietà protettive per la salute.

Per preparare l'acqua aromatizzata, basta tagliare la frutta, la verdura o le erbe a scelta e aggiungerle a una caraffa di acqua fredda. Lasciare in infusione per qualche ora in frigorifero per far sviluppare i sapori. Puoi anche aggiungere del ghiaccio per una bevanda ancora più rinfrescante.

Le rinfrescanti acque aromatizzate sono un modo divertente per aggiungere sapore e interesse alla tua assunzione giornaliera di acqua. Offrono un'alternativa sana e deliziosa alle bevande zuccherate e ti permettono di rimanere idratato evitando le calorie vuote. Sentiti libero di sperimentare diverse combinazioni di sapori per trovare le tue preferenze personali. Goditi queste acque aromatizzate per un'idratazione sana e rinfrescante per tutto il giorno.

Frullato verde

Ingredienti :

- 1 banana matura
- 1 tazza di spinaci freschi
- 1/2 cetriolo, sbucciato e tagliato a pezzi
- 1/2 avocado
- Il succo di un lime
- 1 tazza di latte di mandorle (o qualsiasi altro latte vegetale a tua scelta)
- 1 cucchiaio di semi di chia (opzionale)
- 1 cucchiaio di miele (facoltativo, per addolcire a piacere)
- Qualche cubetto di ghiaccio

Istruzioni :

1. In un mixer o frullatore, aggiungi la banana, gli spinaci freschi, il cetriolo, l'avocado e il succo di lime.

2. Versare il latte di mandorla nel frullatore.

3. Aggiungi i semi di chia e il miele, se lo desideri.

4. Frullate il tutto fino ad ottenere una consistenza liscia e cremosa.

5. Se lo preferite più fresco, aggiungete qualche cubetto di ghiaccio e frullate ancora.

6. Una volta che il frullato è ben amalgamato, versalo in un bicchiere alto o in una bottiglia riutilizzabile.

7. Puoi guarnire il tuo frullato verde con qualche foglia di spinaci in più o fettine di lime per un tocco decorativo.

Questo frullato verde è ricco di sostanze nutritive, grazie alla presenza di spinaci, cetrioli e avocado. È anche un'ottima fonte di fibre, vitamine e minerali. Puoi gustarlo a colazione per iniziare bene la giornata, come spuntino energizzante o anche in sostituzione di un pasto leggero. Sentiti libero di adattare le quantità e gli ingredienti alle tue preferenze personali.

Capitolo 12: Menù speciali per diete specifiche

Adottare una dieta vegetariana o vegana ha molti benefici per la salute, oltre che per l'ambiente. Queste diete si concentrano sul consumo di verdure, frutta, cereali, legumi, noci e semi, evitando prodotti animali come carne, pesce, latticini e uova. Ecco alcuni motivi per cui dovresti considerare di incorporare opzioni vegetariane e vegane nella tua dieta:

- Alimentazione equilibrata:

  Diete vegetariane e vegane ben pianificate possono fornire tutti i nutrienti essenziali di cui il tuo corpo ha bisogno per una salute ottimale. Includendo una varietà di cibi vegetali nella tua dieta, puoi ottenere proteine, carboidrati, grassi sani, fibre, vitamine e minerali necessari. Legumi, noci, semi, verdure, frutta e cereali integrali sono ottime fonti di nutrienti per le piante e possono essere combinati in modi diversi per soddisfare le tue esigenze nutrizionali.

- Riduzione del rischio di malattie croniche:

  Le diete vegetariane e vegane sono associate a un ridotto rischio di malattie croniche come malattie cardiache, diabete di tipo 2, obesità e alcuni tipi di cancro. Queste diete sono naturalmente ricche di fibre, antiossidanti e composti vegetali che promuovono la salute che possono aiutare a prevenire queste malattie. Optando per opzioni vegetariane e vegane, puoi sostenere una salute ottimale a lungo termine.

- Sostenibilità ambientale:

  La produzione di carne e altri prodotti animali ha un impatto significativo sull'ambiente. Le diete vegetariane e vegane sono più rispettose dell'ambiente perché richiedono meno risorse naturali, producono meno gas serra e riducono la deforestazione associata all'agricoltura animale. Scegliendo opzioni vegetariane e vegane, puoi contribuire alla protezione dell'ambiente e alla sostenibilità del pianeta.

- Diversità culinaria:

L'adozione di una dieta vegetariana o vegana offre un'opportunità unica per esplorare una varietà di sapori e cucine da tutto il mondo. Verdure, frutta, cereali, legumi, noci e semi offrono una gamma infinita di possibilità culinarie. Puoi scoprire nuove ricette, provare nuove combinazioni di ingredienti e ampliare i tuoi orizzonti culinari adottando un approccio vegetariano o vegano alla cucina.

- Compassione verso gli animali:

Per molte persone, la scelta di una dieta vegetariana o vegana è motivata dalla compassione per gli animali. Evitando i prodotti di origine animale, contribuisci a ridurre la sofferenza degli animali e a promuovere un'alimentazione più etica. Può aiutarti a sentirti allineato con i tuoi valori e creare una connessione più profonda con le scelte alimentari che fai.

Le opzioni vegetariane e vegane offrono un'alternativa sana, ecologica e deliziosa per diversificare la tua dieta. Sia che tu scelga di adottare completamente una dieta vegetariana o vegana, o semplicemente di incorporare più opzioni a base vegetale nella tua dieta, puoi beneficiare di un'alimentazione equilibrata, riduzione del rischio di malattie croniche, ambiente sostenibile, diversità culinaria e compassione per gli animali. Sperimenta nuove ricette e scopri la ricchezza di sapori e benefici delle opzioni vegetariane e vegane.

Il glutine è una proteina presente in alcuni cereali come grano, orzo e segale e può causare reazioni avverse nelle persone affette da celiachia o sensibilità al glutine. Tuttavia, anche per coloro che non hanno una specifica sensibilità al glutine, incorporare ricette senza glutine può fornire una varietà di benefici per la salute. Ecco perché dovresti considerare di esplorare le ricette senza glutine:

- Sensibilità al glutine o celiachia:

  Se sei sensibile al glutine o ti è stata diagnosticata la celiachia, seguire una dieta priva di glutine è essenziale. La celiachia è una condizione autoimmune in cui il consumo di glutine provoca danni intestinali e sintomi gastrointestinali. Evitando il glutine, puoi ridurre l'infiammazione e migliorare la salute dell'apparato digerente.

- Varietà nutrizionale:

  Optando per ricette senza glutine, allarghi la tua gamma di alimenti e scopri nuove fonti di nutrienti. I cereali senza glutine come riso, quinoa, grano saraceno, miglio e mais offrono profili nutrizionali unici ricchi di fibre, proteine, vitamine e minerali. Incorporando questi cereali nelle tue ricette, diversifichi la tua dieta e fornisci una serie di nutrienti essenziali.

- Controllo del peso:

  Anche le ricette senza glutine possono essere utili per il controllo del peso. Tendono ad essere basati su cibi integrali come verdure, frutta, proteine magre e cereali senza glutine, che sono naturalmente a basso contenuto calorico e ricchi di sostanze nutritive. Evitando i prodotti a base di glutine trasformati, che possono essere ricchi di calorie vuote, è possibile promuovere un peso sano e mantenere una dieta equilibrata.

- Digestione migliorata:

Alcune persone notano un miglioramento della loro digestione quando adottano una dieta priva di glutine. Ciò può essere dovuto alla ridotta infiammazione intestinale e al migliore assorbimento dei nutrienti. Eliminando il glutine dalla tua dieta, puoi promuovere una digestione più confortevole e una migliore salute dell'intestino.

- Sperimentazione culinaria:

Le ricette senza glutine offrono anche l'opportunità di esplorare nuove tecniche di cottura e scoprire ingredienti alternativi. Utilizzando farine senza glutine come farina di riso, farina di grano saraceno, farina di ceci o farina di tapioca, puoi preparare una varietà di piatti deliziosi, tra cui pane, dolci, pasta e dolci senza glutine. Ciò ti consente di espandere il tuo repertorio culinario e sviluppare la tua creatività in cucina.

Le ricette senza glutine offrono una varietà di benefici per la salute e la scoperta culinaria. Che tu abbia sensibilità al glutine, celiachia o semplicemente desideri esplorare nuove opzioni alimentari, le ricette senza glutine possono aiutarti a diversificare la tua dieta, migliorare la digestione, controllare il peso e scoprire nuovi sapori. . Sentiti libero di sperimentare queste ricette e lasciati stupire dalle delizie senza glutine.

Le allergie alimentari stanno diventando sempre più comuni in questi giorni ed è essenziale poter adattare le ricette per soddisfare le esigenze specifiche di chi soffre di allergie. Ecco perché è importante includere nella propria dieta alimenti adatti alle comuni allergie:

- Sensibilità e allergie alimentari:

Molte persone soffrono di allergie o sensibilità alimentari, che possono avere un impatto significativo sulla loro salute e sul loro benessere. Le allergie comuni includono l'allergia al latte, alle uova, al pesce, ai crostacei, alle arachidi, alla frutta a guscio, alla soia e al grano. Fornendo cibo adatto a queste allergie, consenti alle persone colpite di gustare pasti sicuri e deliziosi, senza il rischio di reazioni avverse.

- Inclusività e cordialità:

Offrendo piatti adatti alle comuni allergie, crei un ambiente inclusivo e amichevole per i tuoi ospiti. Che tu stia organizzando un pasto in famiglia, una cena con gli amici o un evento sociale, è importante considerare le esigenze dietetiche di tutti. Offrendo una varietà di piatti senza allergeni comuni, ti assicuri che tutti possano partecipare e godersi il cibo in sicurezza.

- Scoperta di nuovi sapori e alternative:

La necessità di adattare ricette per intolleranze alimentari può portare alla scoperta di nuovi sapori e all'esplorazione di alternative interessanti. Ad esempio, per sostituire i latticini, puoi usare il latte di mandorla, di cocco o di soia. Per sostituire le uova, puoi usare sostituti come salsa di mele, purea di banane o semi di lino macinati. Queste sostituzioni possono non solo soddisfare le esigenze di chi soffre di allergie, ma anche aggiungere una ricchezza di sapore e consistenza ai tuoi piatti.

- Educazione all'allergia alimentare:

Fornendo piatti adatti alle allergie comuni, contribuisci anche a educare gli altri sulle allergie alimentari. L'educazione è la chiave per comprendere le reazioni allergiche, i sintomi associati e cosa fare in caso di emergenza. Condividendo ricette prive di allergeni, puoi aiutare a demistificare le allergie alimentari e promuovere una migliore comprensione e accettazione di queste condizioni.

- Salute e benessere :

Adattare le ricette per le allergie alimentari può anche aiutare con la salute e il benessere generale. Evitando gli allergeni a cui una persona è sensibile, riduci il rischio di reazioni avverse e problemi di salute associati. Ciò consente a chi soffre di allergie di mantenere una dieta equilibrata, gustare pasti gustosi e prevenire complicazioni dovute alle allergie.

Includere i comuni piatti ipoallergenici nella dieta è un passo importante nella creazione di un ambiente sicuro, inclusivo e delizioso per tutti. Che tu abbia allergie o cucini per persone con allergie, adattare le ricette per soddisfare tali esigenze specifiche è un modo per prendersi cura della propria salute e promuovere il benessere di tutti. Non esitate a esplorare le alternative e sviluppare la vostra creatività culinaria per offrire pasti adattati e deliziosi a tutti.

Tacos vegani con verdure grigliate

Ingredienti :

Per le verdure grigliate:

- 1 peperone rosso, tagliato a listarelle
- 1 zucchina, affettata
- 1 melanzana, affettata
- 1 cipolla rossa, tagliata a rondelle spesse
- 2 cucchiai di olio d'oliva
- Sale e pepe nero, a piacere

Per guarnire:

- Tortillas di mais o grano (controlla che siano vegane)
- Guacamole (purè di avocado con un po' di succo di limone, coriandolo tritato, sale e pepe)
- Salsa (puoi comprare una salsa vegana o prepararla tu stesso con pomodori, cipolle, peperoncino, aglio, succo di limone ed erbe aromatiche)
- Foglie di lattuga o cavolo, lavate e strappate
- Coriandolo fresco, tritato (facoltativo)
- Salsa piccante (opzionale)

Istruzioni :

1. Preriscalda la griglia o il barbecue a fuoco medio.

2. In una grande ciotola, gettare le strisce di peperone rosso, le fette di zucchine, le fette di melanzane e gli anelli di cipolla rossa con l'olio d'oliva, il sale e il pepe. Assicurati che tutte le verdure siano ben ricoperte.

3. Mettere le verdure sulla griglia calda e grigliare per circa 10 minuti, girandole di tanto in tanto, fino a quando

saranno tenere e leggermente dorate. Toglieteli dalla griglia e lasciateli raffreddare leggermente.

4. Nel frattempo, riscaldare le tortillas secondo le indicazioni sulla confezione.

5. Per assemblare i tacos, spalmare un cucchiaio di guacamole su ogni tortilla. Aggiungere un generoso aiuto di verdure grigliate, quindi guarnire con salsa, foglie di lattuga o cavolo e coriandolo fresco se lo si desidera. Aggiungi salsa piccante secondo i tuoi gusti.

6. Piega le tortillas in forme di taco e divertiti immediatamente.

Questi tacos di verdure grigliate vegane sono deliziosamente gustosi e nutrienti. Le verdure grigliate forniscono consistenza e sapore deliziosi, mentre guacamole, salsa e altri condimenti aggiungono un tocco di freschezza e calore. È un pasto vegano completo e soddisfacente che piacerà a tutti, che tu sia vegano o meno.

Capitolo 13: Tecniche di cucina sane

La cottura a vapore è un metodo di cottura popolare in molte culture in tutto il mondo. È apprezzato per la sua capacità di preservare i nutrienti negli alimenti, esaltare i sapori naturali e produrre pasti sani e leggeri. Ecco perché dovresti considerare di esplorare la cottura a vapore:

- Conservazione dei nutrienti:

  Uno dei principali vantaggi della cottura a vapore è la sua capacità di preservare i nutrienti negli alimenti. A differenza di altri metodi di cottura che richiedono l'uso di olio o grasso, la cottura a vapore utilizza solo vapore acqueo per cuocere i cibi. Questo metodo delicato preserva le vitamine, i minerali e gli antiossidanti presenti negli alimenti, permettendoti di godere di una dieta sana e nutriente.

- Aromi naturali e consistenze conservate:

  La cottura a vapore lascia trasparire i sapori naturali del cibo. Le verdure mantengono croccantezza e consistenza, mentre carne e pesce rimangono succosi e teneri. Utilizzando il vapore per cuocere i cibi, si evitano anche aromi e sapori aggiunti che possono essere presenti quando si utilizzano oli o grassi. Questo permette agli ingredienti di esprimersi appieno, creando piatti delicati e gustosi.

- Leggerezza e basso contenuto di grassi:

  La cottura a vapore è un metodo leggero e salutare che richiede poco o nessun grasso aggiunto. Gli alimenti vengono cotti a vapore nella loro stessa umidità, riducendo la necessità di utilizzare olio o burro per cucinare. Questo lo rende un'opzione ideale per coloro che desiderano ridurre l'assunzione di grassi o mantenere una dieta equilibrata e ipocalorica.

- Versatilità culinaria:

La cottura a vapore offre una grande versatilità quando si tratta di cucinare. Puoi cuocere a vapore una varietà di alimenti come verdure, carne, pesce, frutti di mare, uova e persino dessert. Inoltre, puoi aggiungere erbe, spezie o marinate ai cibi prima di metterli nel cestello per la cottura a vapore, conferendo loro sapori extra. Questo metodo di cottura ti consente di esplorare una moltitudine di ricette e creare piatti vari e deliziosi.

- Facilità e velocità:

La cottura a vapore è apprezzata anche per la sua facilità e rapidità. Non devi guardare costantemente il cibo in cottura perché il vapore fa tutto il lavoro. Inoltre, la cottura a vapore è generalmente più veloce rispetto ad altri metodi di cottura, il che è ottimo quando sei di fretta o vuoi preparare un pasto veloce e salutare.

La cottura a vapore è un metodo di cottura sano, versatile e gustoso. Ti consente di bloccare i nutrienti, esaltare i sapori naturali del cibo e cucinare in modo leggero e povero di grassi. Sentiti libero di sperimentare la cottura a vapore e scoprire nuove ricette per aggiungere una dimensione sana e deliziosa alla tua cucina.

La cottura al cartoccio, detta anche stufato, è una tecnica di cottura tradizionale utilizzata per preparare piatti gustosi e salutari. La cottura en papillote prevede di avvolgere il cibo in carta forno o foglio di alluminio, creando una confezione sigillata che trattiene calore e sapori. Ecco perché dovresti considerare di esplorare la cucina en papillote:

- Conservazione dei sapori:

Uno dei maggiori vantaggi della cottura al cartoccio è la sua capacità di conservare i sapori naturali dei cibi. Sigillando il cibo in una confezione ermetica, i sapori e gli aromi vengono intrappolati all'interno, creando un'esperienza di gusto intensa e deliziosa. Succhi e salse mescolano armoniosamente gli ingredienti, dando vita a piatti gustosi e ben conditi.

- Conservazione dei nutrienti:

La cottura al cartoccio è un metodo di cottura delicato che preserva le sostanze nutritive negli alimenti. Gli ingredienti vengono cotti a vapore all'interno della confezione, che conserva vitamine, minerali e antiossidanti essenziali. A differenza di altri metodi di cottura che possono portare a una perdita di nutrienti, la cottura al cartoccio permette di gustare un pasto sano ed equilibrato.

- Poco grasso:

La cottura al cartoccio richiede pochissimi grassi aggiuntivi, se non nessuno. Gli alimenti cuociono nei propri succhi, il che significa che è possibile ridurre la quantità di olio o burro utilizzati durante la preparazione. Questo lo rende un'opzione ideale per coloro che desiderano ridurre l'assunzione di grassi o mantenere una dieta sana.

- Consistenza e tenerezza:

Quando cucini al cartoccio, il cibo mantiene la sua consistenza e la sua tenerezza. Carne, pesce e verdure rimangono succosi e umidi grazie alla cottura in umido. I sapori si fondono perfettamente e gli ingredienti vengono cucinati in modo uniforme, dando vita a piatti piacevoli sia visivamente che a livello di consistenza.

- Facilità di preparazione e pulizia:

La cottura al cartoccio è un metodo di cottura relativamente semplice e conveniente. Basta avvolgere gli ingredienti in carta pergamena o foglio di alluminio, sigillare bene il pacchetto e metterlo in forno. Questo metodo non richiede molta preparazione o supervisione costante durante la cottura. Inoltre, la pulizia è facile, poiché puoi semplicemente buttare via la carta usata.

- Varietà culinaria:

La cucina en papillote offre un'ampia varietà culinaria. Puoi utilizzare diverse combinazioni di ingredienti come verdure, carne, pesce, frutti di mare e persino frutta per creare piatti gustosi ed equilibrati. Erbe, spezie e salse possono essere aggiunte per aggiungere sapore e aroma. Puoi anche personalizzare i papillotes in base alle tue preferenze di gusto e agli ingredienti disponibili.

La cottura al cartoccio è un metodo di cottura sano, gustoso e versatile. Aiuta a preservare i sapori e le sostanze nutritive del cibo, fornendo allo stesso tempo consistenza e tenerezza deliziose. Prova questo metodo nella tua cucina per creare pasti equilibrati e deliziosi per te e la tua famiglia.

Le marinate sono un modo fantastico per aggiungere sapore, tenerezza e umidità a carni, pesce, verdure e persino frutta. Sono utilizzati da secoli nelle cucine di tutto il mondo per impreziosire i piatti e creare deliziose combinazioni di sapori. Ecco perché dovresti considerare di incorporare marinate leggere e saporite nella tua cucina:

- Sapori migliorati:

Le marinate sono composte da ingredienti come oli, aceti, succhi, erbe, spezie e condimenti che aggiungono deliziosi aromi e sapori ai cibi. Possono trasformare un piatto ordinario in un'esperienza culinaria eccezionale. Le marinate consentono inoltre ai sapori di penetrare in profondità negli ingredienti, risultando in un gusto uniforme e saporito.

- Tenerezza delle carni:

Le marinate sono note per la loro capacità di intenerire le carni. Gli acidi presenti nelle marinate, come il succo di limone, l'aceto o lo yogurt, aiutano ad abbattere le fibre della carne, rendendola più tenera e succosa. Oltre alla tenerezza, le marinate permettono alle carni di trattenere l'umidità durante la cottura, evitando che diventino secche.

- Equilibrio nutrizionale:

Le marinate leggere possono aggiungere sapore senza aggiungere calorie eccessive. Puoi usare oli sani come l'olio d'oliva o l'olio di cocco, così come erbe e spezie per una marinata saporita senza grassi o zuccheri in eccesso. Ciò preserva l'equilibrio nutrizionale dei tuoi piatti aggiungendo sapore.

- Varietà culinaria:

Le possibilità con le marinate sono infinite. Puoi creare un'ampia varietà di marinate utilizzando diversi ingredienti, erbe e spezie. Che tu preferisca i sapori asiatici, mediterranei, messicani o di altre cucine del mondo, puoi adattare le marinate secondo i tuoi gusti e desideri. Ciò ti consente di diversificare la tua dieta e creare piatti interessanti e deliziosi.

- Preparazione preliminare:

Un'altra cosa grandiosa delle marinate è che possono essere preparate in anticipo. Puoi marinare i tuoi ingredienti per alcune ore o anche durante la notte per consentire ai sapori di svilupparsi completamente. Ciò semplifica la preparazione dei pasti, poiché puoi marinare le carni o le verdure in anticipo e cuocerle quando sei pronto per il consumo. È anche un'ottima opzione per i pasti nei giorni feriali quando hai poco tempo per cucinare.

- Opzioni vegetariane e vegane:

  Le marinate non sono solo per le carni. Verdure, tofu e alternative vegane alla carne possono anche essere marinate per aggiungere sapore e tenerezza. Le marinate a base di verdure ed erbe possono creare gustosi e soddisfacenti piatti vegetariani o vegani.

Le marinate leggere e saporite sono un ottimo modo per aggiungere sapore e tenerezza ai tuoi piatti mantenendo una dieta sana. Ti permettono di esplorare una varietà di combinazioni di sapori, esaltare i tuoi piatti e soddisfare il tuo palato. Che tu sia un carnivoro, vegetariano o vegano, c'è una marinata per tutti. Quindi sentiti libero di sperimentare e aggiungere marinate alle tue ricette per piatti deliziosi e saporiti.

Salmone marinato al cartoccio

Ingredienti :

- 2 filetti di salmone
- 2 cucchiai di salsa di soia a ridotto contenuto di sale
- 1 cucchiaio di miele o sciroppo d'acero
- 1 cucchiaio di succo di limone
- 2 spicchi d'aglio, tritati
- 1 cucchiaio di olio d'oliva
- Sale e pepe nero, a piacere
- Verdure a scelta: carote, peperoni, zucchine, funghi, ecc.
- Fogli di carta forno o alluminio

Istruzioni :

1. Preparare la marinata mescolando in una ciotola la salsa di soia a ridotto contenuto di sale, il miele (o lo sciroppo d'acero), il succo di limone, l'aglio tritato, l'olio d'oliva, il sale e il pepe.

2. Mettere i filetti di salmone in un piatto fondo e versare la marinata sul salmone. Assicurati che i filetti siano ben ricoperti dalla marinata. Coprire il piatto e metterlo in frigorifero per almeno 30 minuti per consentire al salmone di marinare.

3. Nel frattempo preriscaldate il forno a 200°C.

4. Preparare le verdure tagliandole a julienne o fettine sottili.

5. Tagliare due grandi fogli di pergamena o carta stagnola e posizionare le verdure al centro di ogni foglio.

6. Togliere i filetti di salmone dalla marinata e adagiarli sulle verdure. Versare un po' della marinata rimanente sul salmone.

7. Piega i lati della pergamena o del foglio di alluminio per formare papilloti ben chiusi. Assicurati di sigillare i bordi in modo che il vapore non fuoriesca durante la cottura.

8. Disporre i cartocci su una teglia e metterli nel forno preriscaldato. Cuocere per circa 15-20 minuti o fino a quando il salmone è cotto a proprio piacimento.

9. Togliete i cartocci dal forno e lasciateli riposare per qualche minuto prima di aprirli con cura.

10. Servite il salmone al cartoccio con le verdure e accompagnatelo con riso integrale o quinoa per un pasto sano ed equilibrato.

Questa ricetta del salmone al cartoccio con una sana marinata non è solo deliziosa, ma aiuta anche a preservare la tenerezza e i sapori del pesce e delle verdure. La cottura al cartoccio trattiene il vapore, che trattiene i nutrienti e crea un pasto sano e saporito. Buon appetito !

Capitolo 14: Ridurre lo spreco alimentare

Una gestione efficiente degli avanzi non è solo utile per ridurre gli sprechi alimentari, ma anche per risparmiare denaro e aumentare la tua creatività culinaria. Ecco alcune idee su come utilizzare in modo creativo gli avanzi di cibo:

- Reinventare gli avanzi:

  Gli avanzi possono essere trasformati in deliziosi piatti reinventandoli. Ad esempio, puoi utilizzare gli avanzi di pollo arrosto per preparare involtini, panini o insalate. Le verdure cotte possono essere mescolate con le uova per fare una frittata o trasformate in zuppa o purea. L'idea è quella di sfruttare la tua immaginazione e utilizzare gli avanzi per creare nuovi piatti.

- Piatti di pasta e riso:

  La pasta e il riso sono ingredienti versatili che si prestano bene a consumare gli avanzi. Puoi aggiungere verdure, carne, legumi o frutti di mare alla pasta o al riso per creare gustosi piatti. Ad esempio, il pollo avanzato può essere aggiunto a una padella di pasta con verdure per un pasto veloce e delizioso.

- Ricette zuppa e brodo:

  Gli avanzi di verdure, carne e pollame possono essere utilizzati per preparare gustose zuppe e brodi. Bollire gli avanzi con erbe, spezie e acqua per ottenere un brodo aromatico. Quindi aggiungi verdure fresche, noodles o riso per creare una zuppa sostanziosa e nutriente.

- Torte, torte salate e frittate:

Gli avanzi di verdure cotte, salumi e formaggi possono essere utilizzati per preparare torte salate, torte salate o frittate. Unitele ad una base di pasta sfoglia o frolla con uova sbattute e latte per creare una deliziosa torta salata. È un ottimo modo per utilizzare gli avanzi in modo creativo e creare un piatto principale saporito.

- Frullati e succhi:

Gli avanzi di frutta e verdura possono essere utilizzati per preparare frullati e succhi nutrienti. Mescolali con yogurt, latte o succo per una bevanda rinfrescante e salutare. Aggiungi altri ingredienti come semi di chia, miele o spezie per ancora più sapore e sostanze nutritive.

- Piatti in ciotola:

Le ciotole per i pasti sono una tendenza popolare che consente un uso creativo degli avanzi. Unisci le proteine, le verdure, i cereali e le salse rimanenti in una ciotola per creare un pasto equilibrato e delizioso. Puoi aggiungere altri condimenti come erbe fresche, avocado a fette o noci per sapore e consistenza extra.

L'uso creativo degli avanzi di cibo è un modo intelligente e gustoso per ridurre lo spreco di cibo creando pasti deliziosi. Reinventando gli avanzi, incorporandoli in pasta e risotti, utilizzandoli in zuppe e brodi, incorporandoli in torte e torte salate, trasformandoli in frullati o unendoli in ciotole, puoi dare una seconda vita ai tuoi avanzi e trasformarli in gustosi e pasti nutrienti. Quindi non sottovalutare il potenziale dei tuoi avanzi e lascia che la tua creatività culinaria si scateni.

Una corretta gestione della conservazione degli alimenti è essenziale per preservare freschezza, sapore e sostanze nutritive, riducendo al minimo gli sprechi alimentari. Ecco alcuni suggerimenti per conservare in modo ottimale il cibo fresco:

- Refrigerazione:

La refrigerazione è uno dei modi più comuni per mantenere freschi gli alimenti. Assicurati che il tuo frigorifero funzioni a una temperatura adeguata, solitamente tra 1°C e 4°C. Conservare gli alimenti in contenitori ermetici o avvolgerli in fogli di alluminio o pellicola trasparente per proteggerli da umidità e odori. Frutta e verdura possono essere conservate nei cassetti più freschi del frigorifero, mentre carne e latticini devono essere conservati nelle zone più fresche del frigorifero.

- Congelamento:

Il congelamento è un ottimo modo per prolungare la durata di conservazione degli alimenti freschi. Frutta, verdura, carne, pollame, pesce e prodotti da forno possono essere congelati per un uso futuro. Assicurati di imballarli strettamente in sacchetti per congelatore o contenitori adatti al congelamento per preservarne la qualità. Non dimenticare di indicare la data di congelamento sulla confezione per una migliore organizzazione.

- Inscatolamento:

L'inscatolamento è un metodo tradizionale di conservazione degli alimenti. Puoi conservare frutta, verdura, marmellate e salse usando barattoli di vetro sterilizzati. Ciò ti consente di gustare i tuoi prodotti preferiti tutto l'anno, anche quando gli ingredienti freschi non sono disponibili.

- Disidratazione:

La disidratazione è un metodo di conservazione degli alimenti che comporta la rimozione dell'umidità. Puoi disidratare frutta, verdura, erbe e persino carne per prolungarne la durata. Utilizzare un disidratatore per alimenti o un forno a bassa temperatura per rimuovere l'umidità. Gli alimenti disidratati possono essere conservati in contenitori ermetici e reidratati secondo necessità.

- Uso dei sacchetti per verdure:

I sacchetti per verdure, chiamati anche sacchetti per verdure a umidità controllata, sono progettati per prolungare la durata di conservazione delle verdure fresche. Questi speciali sacchetti regolano l'umidità all'interno del sacchetto, evitando che le verdure si secchino o marciscano rapidamente. Conserva le verdure in questi sacchetti e mettile nel cassetto frutta e verdura del frigorifero per mantenerle fresche più a lungo.

- Rotazione delle scorte :

Per evitare sprechi alimentari, è importante praticare la rotazione delle scorte. Quando fai la spesa, metti i cibi nuovi nella parte posteriore del frigorifero o nella dispensa e usa prima i cibi più vecchi. Questo ti assicura di consumare il cibo prima che vada a male.

- Uso di contenitori riutilizzabili:

Preferisci l'uso di contenitori riutilizzabili piuttosto che sacchetti di plastica o involucri di plastica usa e getta per conservare gli avanzi di cibo. Contenitori ermetici in vetro o plastica resistente mantengono il cibo al sicuro riducendo l'impatto sull'ambiente.

Seguendo questi suggerimenti per la conservazione degli alimenti freschi, puoi prolungarne la durata, ridurre al minimo gli sprechi alimentari e goderti pasti sani e gustosi tutto l'anno.

Ridurre lo spreco alimentare non fa bene solo all'ambiente, ma anche al portafoglio. Usando suggerimenti e ricette creative, puoi trasformare i tuoi avanzi e gli ingredienti nel retro del tuo frigorifero in piatti deliziosi. Ecco alcune idee di ricette anti-spreco a cui ispirarti:

- Zuppa di verdure miste:

  Usa le verdure che stanno iniziando ad appassire nel tuo frigorifero per preparare una deliziosa zuppa di verdure miste. Tagliateli a cubetti e cuoceteli in un brodo vegetale con erbe e spezie a scelta. Aggiungi fagioli o lenticchie per più proteine. Puoi anche aggiungere riso o pasta cotta per renderla una zuppa più sostanziosa.

- Insalata di quinoa con verdure avanzate:

  Prendi gli avanzi di verdure cotte o crude, come carote, zucchine, peperoni, broccoli e condiscili con la quinoa cotta. Aggiungi alcune erbe fresche, come coriandolo o prezzemolo, e una leggera vinaigrette. Puoi anche aggiungere noci o semi per una maggiore croccantezza e sostanze nutritive.

- Risotto con carne avanzata:

  Se hai degli avanzi di carne cotta, come il pollo arrosto o il roast beef, puoi utilizzarli per preparare un delizioso risotto. Soffriggere la cipolla e l'aglio in olio d'oliva, aggiungere il riso per risotto e il brodo vegetale poco alla volta mescolando fino a quando il riso diventa cremoso. Quindi aggiungere la carne avanzata tagliata a cubetti e finire con il parmigiano grattugiato e le erbe fresche.

- Frittata con verdure avanzate e formaggio:

  Le omelette sono un ottimo modo per utilizzare le verdure e il formaggio avanzati. Sbattete alcune uova in una ciotola, aggiungete le verdure tagliate a pezzetti, il formaggio grattugiato e condite a piacere. Versare il composto in una padella calda e cuocere fino a quando la frittata non sarà soda. Servilo con un'insalata verde per un pasto equilibrato.

- French toast con pane avanzato:

Se hai del pane raffermo, non buttarlo via! Usalo per preparare gustosi toast alla francese. Mescolate in una ciotola il latte, le uova, lo zucchero e la vanillina. Immergere le fette di pane raffermo in questo composto e cuocerle in padella con un po' di burro fino a doratura da entrambi i lati. Servire con frutta fresca o sciroppo d'acero.

- Frullato di frutta matura:

Quando i tuoi frutti iniziano a essere molto maturi, sono perfetti per preparare frullati. Mescolateli con lo yogurt bianco o il latte di mandorla, aggiungete qualche cubetto di ghiaccio e frullate il tutto fino ad ottenere un composto omogeneo. Puoi anche aggiungere semi di chia o verdure verdi per più nutrienti.

Queste ricette senza sprechi ti mostrano che è possibile creare pasti gustosi usando gli avanzi e gli ingredienti che hai già a casa. Oltre a ridurre gli sprechi alimentari, risparmi denaro e diventi creativo in cucina. Quindi sentiti libero di sperimentare e adattare le ricette in base a ciò che hai a portata di mano.

Toast alla francese con pane avanzato

Ingredienti :

- 4 fette di pane raffermo
- 2 uova
- 1/2 tazza (125 ml) di latte
- 1 cucchiaio di zucchero
- 1 cucchiaino di estratto di vaniglia
- Un pizzico di sale
- Burro o olio per cucinare
- Sciroppo d'acero, frutta fresca o zucchero a velo per guarnire (facoltativo)

Istruzioni :

1. In una ciotola capiente sbattete le uova con il latte, lo zucchero, l'estratto di vaniglia e un pizzico di sale. Mescolate bene fino ad ottenere un composto omogeneo.

2. Mettere le fette di pane in un piatto fondo e versarvi sopra il composto di uova e latte. Lasciateli in ammollo per qualche minuto, poi girateli in modo che assorbano bene il liquido da entrambi i lati.

3. Nel frattempo, scalda una padella a fuoco medio e aggiungi burro o olio per cucinare.

4. Metti le fette di pane ammollate nella padella calda e cuoci per circa 2-3 minuti su ciascun lato, o fino a quando diventano dorate e croccanti.

5. Togliere le fette di toast alla francese dalla padella e adagiarle su un piatto. Puoi tenerli caldi in un forno preriscaldato a fuoco basso mentre cuoci il resto delle fette.

6. Ripeti con le restanti fette di pane, aggiungendo burro o olio se necessario.

7. Una volta cotte tutte le fette di toast alla francese, servile calde con sciroppo d'acero, frutta fresca o spolverate di zucchero a velo per un tocco di dolcezza in più.

Il toast francese avanzato è un ottimo modo per riciclare il pane raffermo e preparare una deliziosa colazione o un dessert. Questa ricetta semplice e confortante è perfetta per le mattine pigre o dopo un pasto gourmet. Godere!

Capitolo 15: Spezie ed erbe aromatiche

Le spezie sono ingredienti fondamentali in cucina, non solo per insaporire i nostri piatti, ma anche per i loro numerosi benefici per la salute. Ecco una panoramica delle spezie salutari più comunemente utilizzate e dei loro benefici:

- Curcuma :

  La curcuma è una spezia giallo brillante che è stata usata per secoli nella cucina asiatica. Contiene un composto attivo chiamato curcumina, che ha potenti proprietà antinfiammatorie e antiossidanti. La curcuma favorisce la salute dell'apparato digerente, il sistema immunitario e la salute del cervello. Può essere utilizzato per condire risotti, zuppe, curry e frullati.

- Cannella :

  La cannella è una spezia calda e dolce spesso associata ai dessert, ma può essere utilizzata anche in piatti salati. La cannella è ricca di antiossidanti e ha proprietà antinfiammatorie. Può aiutare a regolare la glicemia, migliorare la salute del cuore e sostenere la digestione. Aggiungi la cannella a cereali, composte di frutta, frullati o piatti di verdure per un sapore delizioso.

- Zenzero :

  Lo zenzero è una spezia pungente e aromatica molto utilizzata nella cucina asiatica. Ha proprietà antinfiammatorie, antibatteriche e antiossidanti. Lo zenzero è benefico per la digestione, allevia la nausea, la salute del cuore e rafforza il sistema immunitario. Usa lo zenzero fresco o in polvere in marinate, salse, tè o fritture.

- Paprica:

La paprika è una spezia rossa dolce o piccante derivata dal peperone rosso. È ricco di vitamina C, antiossidanti e capsaicina, che possono aiutare ad aumentare il metabolismo e ridurre l'infiammazione. La paprika aggiunge un sapore leggermente dolce e affumicato ai piatti. Può essere utilizzato in marinate, stufati, salse e zuppe.

- Cumino:

Il cumino è una spezia popolare nella cucina mediorientale e indiana. Ha un sapore terroso e caldo ed è ricco di antiossidanti. Il cumino è benefico per la digestione, la salute del cuore e la gestione del peso. È spesso usato in curry, peperoncini, stufati e piatti di verdure.

- Coriandolo:

Il coriandolo è un'erba aromatica i cui semi sono usati come spezia. Ha un sapore fresco e limone. Il coriandolo è ricco di vitamine, minerali e antiossidanti. Ha anche proprietà antibatteriche e antinfiammatorie. Usa i semi di coriandolo macinati per condire piatti di riso, curry, insalate e marinate.

- Pepe di Caienna :

Il pepe di Caienna è una spezia piccante derivata dai peperoni rossi. Contiene capsaicina, che può aiutare a ridurre l'appetito, aumentare il metabolismo e alleviare il dolore. Il pepe di Caienna può essere usato con parsimonia per aggiungere calore a piatti come salse, zuppe, marinate e piatti messicani.

Ci sono molte altre spezie salutari da scoprire e sperimentare. Assicurati di scegliere spezie di qualità e conservale in un luogo fresco e buio per preservarne la freschezza e i benefici per la salute. Non esitate ad aggiungere queste spezie alle vostre ricette per esaltare il sapore dei vostri piatti beneficiando al tempo stesso delle loro proprietà nutritive.

Le erbe aromatiche sono ingredienti fondamentali in cucina, non solo per insaporire i nostri piatti, ma anche per i loro numerosi benefici per la salute. Ecco una panoramica delle erbe aromatiche più utilizzate e dei loro benefici:

- Prezzemolo :

  Il prezzemolo è un'erba versatile utilizzata in molte cucine di tutto il mondo. È ricco di vitamine, minerali e antiossidanti. Il prezzemolo ha proprietà antinfiammatorie, digestive e disintossicanti. Può essere utilizzato come guarnizione di insalate, zuppe, primi piatti e marinate.

- Basilico:

  Il basilico è un'erba aromatica popolare nella cucina mediterranea. Contiene composti benefici come il linalolo, che ha proprietà antinfiammatorie e antibatteriche. Il basilico è anche ricco di antiossidanti. Può essere utilizzato fresco o essiccato in insalate, sughi, pizze e primi piatti.

- Menta:

  La menta è un'erba rinfrescante e aromatica spesso associata a dolci e bevande. Ha proprietà antispasmodiche e può aiutare ad alleviare problemi digestivi come gonfiore e nausea. La menta può essere utilizzata per aromatizzare bevande, macedonie, piatti di verdure e salse.

- Rosmarino:

Il rosmarino è un'erba dal sapore intenso e legnoso. Contiene composti antiossidanti che possono aiutare a proteggere il corpo dai danni dei radicali liberi. Il rosmarino è anche noto per le sue proprietà stimolanti e che migliorano la memoria. Può essere utilizzato fresco o essiccato in marinate, stufati, piatti di carne e verdure arrostite.

- Timo:

Il timo è un'erba aromatica molto utilizzata nella cucina mediterranea. Contiene composti benefici come il timolo, che ha proprietà antisettiche e antiossidanti. Il timo può aiutare a rafforzare il sistema immunitario, alleviare la tosse e favorire la digestione. È ideale in casseruole, salse, arrosti e zuppe.

- Coriandolo:

Il coriandolo è un'erba usata in molte cucine in tutto il mondo. Ha un caratteristico sapore leggermente di limone. Il coriandolo è ricco di vitamine, minerali e antiossidanti. Ha anche proprietà antibatteriche e antinfiammatorie. Usa le foglie di coriandolo per condire insalate, curry, marinate e piatti a base di riso.

- Erba cipollina :

L'erba cipollina è un'erba aromatica che aggiunge un sapore leggermente di cipolla ai piatti. È ricco di vitamine A e C, oltre che di minerali come potassio e calcio. L'erba cipollina ha proprietà antiossidanti e può aiutare a mantenere la salute cardiovascolare. È ideale per guarnire insalate, zuppe, frittate e piatti a base di patate.

Ci sono molte altre erbe aromatiche con i loro benefici per la salute. Non esitate a utilizzarli nelle vostre ricette per insaporire e sfruttare le loro proprietà nutritive. Che si tratti di aggiungere prezzemolo fresco ai tuoi piatti o di infondere basilico in una salsa, le erbe aromatiche sono un modo semplice e delizioso per migliorare la tua dieta prendendoti cura della tua salute.

Le spezie svolgono un ruolo fondamentale nella creazione di sapori deliziosi e nell'arricchimento dei piatti. L'utilizzo di diverse combinazioni di spezie può trasformare piatti semplici in veri e propri capolavori culinari. Ecco alcuni esempi di gustose combinazioni di spezie:

- Miscela di spezie per barbecue:

  Una miscela di spezie per barbecue include tipicamente paprika, aglio in polvere, cipolla in polvere, cumino, pepe di cayenna e zucchero di canna. Questa combinazione conferisce alle carni alla griglia un sapore affumicato, speziato e leggermente dolce.

- Miscela di spezie al curry:

  Una miscela di spezie al curry può contenere curcuma, cumino, coriandolo, zenzero, cannella, chiodi di garofano e peperoncino. Questa combinazione aggiunge un sapore complesso e speziato ai piatti al curry, sia vegetariani che a base di carne.

- Miscela di spezie per tagine:

  Una miscela di spezie per tagine include spesso curcuma, cumino, zenzero, cannella, paprika e zafferano. Questa combinazione conferisce ai piatti di tagine un gusto caldo, fragrante e leggermente dolce, caratteristico della cucina nordafricana.

- Miscela di spezie italiane:

Una miscela di spezie italiane può includere basilico, origano, rosmarino, timo, aglio in polvere e pepe nero. Questa combinazione classica è perfetta per primi piatti, sughi di pomodoro, pizze e verdure arrostite.

- Miscela di spezie al peperoncino:

Una miscela di spezie al peperoncino in genere include peperoncino in polvere, cumino, paprika, origano, aglio in polvere e pepe di cayenna. Questa combinazione conferisce al peperoncino un sapore speziato, affumicato e leggermente dolce.

- Miscela di spezie per pesce:

Una miscela di spezie di pesce può contenere paprika, pepe di cayenna, aglio in polvere, prezzemolo essiccato, sale e pepe. Questa combinazione esalta il sapore naturale del pesce conferendogli un leggero tocco di spezie.

Ci sono molte altre gustose combinazioni di spezie da scoprire e sperimentare. L'utilizzo di queste miscele di spezie può aggiungere profondità, complessità e sapore ai tuoi piatti. Sentiti libero di regolare le quantità in base alle tue preferenze personali. Divertiti a creare le tue miscele di spezie uniche per stupire i tuoi ospiti e trasformare i tuoi pasti in vere feste gourmet.

Ci sono anche benefici per la salute nell'usare le spezie nella tua cucina. Molte spezie sono ricche di antiossidanti, vitamine e minerali. Ad esempio, la curcuma è nota per le sue proprietà antinfiammatorie, lo zenzero può aiutare a lenire i disturbi digestivi e il cumino è un'ottima fonte di ferro. Incorporando gustose combinazioni di spezie nelle tue ricette, non solo aggiungi sapore, ma ottieni anche i benefici per la salute che queste spezie forniscono.

Gustose combinazioni di spezie possono trasformare i tuoi piatti in vere delizie culinarie. Esplora diverse combinazioni di spezie per soddisfare i tuoi gusti e le tue preferenze e sentiti libero di sperimentare nuovi sapori. Che si tratti di piatti piccanti, dolci, mediterranei o asiatici, le spezie sono un modo fantastico per aggiungere sapore e benefici per la salute alle tue ricette. Quindi, apri i tuoi armadietti delle spezie, dai libero sfogo alla tua creatività e goditi piatti deliziosi e gustosi!

Petto di pollo alla griglia con spezie ed erbe aromatiche

Ingredienti :

- 2 petti di pollo
- 2 cucchiai di olio d'oliva
- 1 cucchiaino di paprika
- 1 cucchiaino di cumino macinato
- 1 cucchiaino di aglio in polvere
- 1 cucchiaino di timo essiccato
- 1 cucchiaino di rosmarino essiccato
- Sale e pepe a piacere

Istruzioni :

1. In una ciotola mescolare l'olio d'oliva, la paprika, il cumino, l'aglio in polvere, il timo, il rosmarino, il sale e il pepe. Questa preparazione sarà la marinata per il pollo.

2. Metti i petti di pollo in un sacchetto per congelatore richiudibile o in un piatto poco profondo. Versare la marinata sul pollo e assicurarsi che sia ben ricoperto da tutti i lati. Lasciare marinare per almeno 30 minuti, o idealmente per qualche ora in frigorifero.

3. Preriscalda la griglia o il barbecue a fuoco medio-alto.

4. Una volta che la griglia è calda, togliere i petti di pollo dalla marinata e scrollarsi di dosso il liquido in eccesso.

5. Adagiare i petti di pollo sulla griglia calda e cuocere per circa 6-8 minuti per lato, o fino a quando non saranno cotti e raggiungeranno una temperatura interna di 75°C.

6. Togliere i petti di pollo dalla griglia e lasciarli riposare per qualche minuto prima di affettarli.

7. Servire i petti di pollo grigliati con una guarnizione di erbe fresche come prezzemolo, coriandolo o menta. Potete anche accompagnare il pollo con verdure grigliate o un'insalata verde per un pasto completo e salutare.

Questa ricetta del petto di pollo alla griglia con spezie ed erbe aromatiche è gustosa e ricca di sapore. Spezie ed erbe aromatiche aggiungono un tocco di sapore e calore al pollo, mentre la cottura alla griglia aiuta a mantenerne la tenerezza. Godetevi questo piatto sano e delizioso!

Capitolo 16: Pasti veloci ed equilibrati

La vita può essere frenetica a volte ed è importante avere idee pasto facili e veloci da preparare, senza compromettere la qualità della nostra dieta. Ecco alcune opzioni di pasti veloci e salutari per le giornate impegnative:

- Insalate di pasto:

  Le insalate pasto sono pasti completi ed equilibrati che possono essere preparati in pochi minuti. Puoi iniziare con una base di verdure come lattuga, spinaci o cavoli, quindi aggiungere proteine come pollo alla griglia, gamberi o legumi. Quindi aggiungi verdure colorate, semi, noci e un condimento leggero per completare il pasto. Le insalate pasto sono nutrienti, versatili e possono essere adattate ai tuoi gusti e alle tue preferenze.

- Wrap e panini:

  Involtini e panini sono opzioni di pasto veloci e portatili. Usa tortillas o pane integrale per la base, quindi aggiungi verdure fresche, proteine magre come tacchino o pollo e una salsa leggera o una sana crema spalmabile. Puoi anche aggiungere avocado a fette, formaggio magro o verdure in salamoia per un sapore extra. Wrap e panini sono ottimi per pranzi o cene veloci quando sei in viaggio.

- Ciotole di riso o quinoa:

  Le ciotole di quinoa o di riso sono veloci da preparare e costituiscono un piatto unico completo. Cuocere la quinoa o il riso integrale secondo le istruzioni, quindi aggiungere una varietà di verdure, proteine e salse. Puoi usare verdure cotte o crude, fagioli, tofu, salmone o pollo alla griglia. Condire con spezie, erbe fresche e condimenti leggeri per creare sapori deliziosi. Le ciotole di quinoa o riso sono personalizzabili e ti permettono di combinare i tuoi ingredienti preferiti.

- Frittate o uova strapazzate:

  Le uova sono un'ottima fonte di proteine e possono essere rapidamente preparate per un pasto nutriente. Potete preparare una frittata mescolando le uova con le verdure tritate come peperoni, funghi e spinaci, cuocendole poi in una padella antiaderente. Aggiungere erbe fresche, formaggio magro o avocado come guarnizione. Anche le uova strapazzate sono un'opzione veloce e deliziosa. Serviteli con una fetta di pane integrale e della frutta fresca per un pasto completo.

- Scodelle di zuppa:

  Le ciotole di zuppa possono essere un'opzione confortante e veloce per le giornate impegnative. Puoi preparare una zuppa fatta in casa in anticipo e conservarla in frigorifero o nel congelatore per un uso successivo. Le zuppe a base di verdure, legumi o pollo offrono una varietà di nutrienti e possono essere facilmente riscaldate quando il tempo è poco. Accompagnate la zuppa con una fetta di pane integrale o un'insalata verde per un pasto equilibrato.

Quando pianifichi pasti veloci per giornate impegnative, considera di incorporare una varietà di cibi colorati e nutrienti per ottenere una dieta equilibrata. Usa ingredienti freschi, proteine magre, verdura, frutta, cereali integrali e fonti di grassi sani. Pianifica anche il tempo per fare la spesa e preparare i pasti in anticipo quando possibile, per rendere più facile la preparazione di pasti veloci.

Le opzioni di pasti veloci per le giornate impegnative non richiedono compromessi sulla qualità della tua dieta. Con un po' di pianificazione e creatività, puoi preparare pasti sani, deliziosi e veloci che ti aiuteranno a rimanere nutrito ed energico anche nei giorni più impegnativi.

Preparare i pasti in anticipo è una strategia efficace per risparmiare tempo, risparmiare energia e mantenere una dieta sana, anche nei giorni di maggiore affluenza. Ecco alcuni suggerimenti e vantaggi di preparare i pasti in anticipo:

- Pianificazione dei pasti:

  Il primo passo per preparare i pasti in anticipo è pianificare i pasti per la settimana successiva. Prenditi il tempo per fare un elenco dei piatti che vuoi preparare, tenendo conto delle tue preferenze alimentari, del tuo programma e degli ingredienti disponibili. Pianificando in anticipo, puoi assicurarti che tutti i pasti siano equilibrati, nutrienti e vari.

- Andare a fare shopping :

  Una volta stabilito il tuo piano alimentare, crea una lista della spesa completa in base agli ingredienti necessari. Fai la spesa tutta in una volta per evitare frequenti viaggi al supermercato. Assicurati di scegliere ingredienti freschi e di qualità per preparare pasti sani e deliziosi.

- Preparazione degli ingredienti:

  Quando torni a casa dalla spesa, prenditi il tempo per preparare gli ingredienti in anticipo. Lavare e tagliare le verdure, tagliare carne e pesce, cuocere legumi e cereali, ecc. Preparando gli ingredienti in anticipo, risparmierai tempo prezioso nella preparazione quotidiana dei pasti.

- Cottura in lotti:

  Una tecnica comune per preparare i pasti in anticipo è cucinare in grandi lotti e dividere le porzioni per più pasti. Ad esempio, puoi preparare una grande quantità di zuppa, curry o stufato e dividerli in singole porzioni da congelare. Quando sei a corto di tempo, prendi una porzione dal congelatore e riscaldala.

- Organizzazione dei pasti:

Dopo aver preparato gli ingredienti e cucinato i pasti in lotti, organizzali comodamente in contenitori ermetici. Etichettare i contenitori con i nomi dei piatti e la data di preparazione. In questo modo sarà più facile scegliere i pasti ed evitare gli sprechi alimentari.

- Utilizzo di contenitori idonei:

Investi in contenitori di qualità, come contenitori di vetro o contenitori di plastica riutilizzabili senza BPA. Aiutano a mantenere i pasti più a lungo e facilitano il riscaldamento nel microonde o nel forno.

Ora, vediamo i vantaggi della preparazione dei pasti in anticipo:

- Che fa risparmiare tempo:

Preparare i pasti in anticipo ti fa risparmiare tempo prezioso evitando di cucinare da zero ogni giorno. Puoi dedicare uno o due giorni alla settimana alla preparazione dei pasti e risparmiare diverse ore al giorno.

- Controllo della qualità degli alimenti:

Preparando da soli i tuoi pasti, hai il controllo completo sugli ingredienti utilizzati. Puoi scegliere cibi freschi e di alta qualità ed evitare additivi o conservanti indesiderati nei pasti preparati.

- Risparmio finanziario:

Preparare i pasti in anticipo può aiutarti a risparmiare denaro. Acquistando ingredienti sfusi ed evitando cibo da asporto o ristoranti, puoi ridurre le spese alimentari.

- Dieta sana ed equilibrata:

Quando prepari i tuoi pasti in anticipo, hai il controllo sulle scelte alimentari. Puoi assicurarti che ogni pasto sia bilanciato in termini di proteine, carboidrati, grassi, vitamine essenziali e minerali.

- Riduzione dello stress:

Preparare i pasti in anticipo elimina lo stress di decidere cosa cucinare ogni giorno. Sarai tranquillo sapendo di avere pasti sani pronti da mangiare, anche nei giorni più impegnativi.

- Migliore gestione del peso:

Preparando i pasti in anticipo, puoi controllare le porzioni e gli ingredienti utilizzati, il che può aiutare a una migliore gestione del peso. Puoi scegliere alimenti a basso contenuto calorico, ricchi di sostanze nutritive e adattati alle tue esigenze nutrizionali.

Preparare i pasti in anticipo è una strategia efficace per mantenere una dieta sana, anche quando si è impegnati. Ti fa risparmiare tempo, denaro ed energia, garantendo pasti equilibrati e nutrienti. Pianificando i pasti, preparando gli ingredienti in anticipo e cucinando in lotti, puoi sfruttare i vantaggi della preparazione dei pasti in anticipo e semplificarti la vita quotidiana.

Il pranzo può essere un pasto difficile da gestire quando sei impegnato, al lavoro, a scuola o in viaggio. Tuttavia, dedicare del tempo a mangiare un pasto sano ed equilibrato è la chiave per mantenere la tua energia e concentrazione durante il giorno. Ecco alcune idee per pranzi veloci, facili e nutrienti in viaggio:

- Insalate in vasetto:

  Prepara insalate in barattolo sovrapponendo gli ingredienti in un barattolo di vetro. Inizia con il condimento sul fondo, quindi aggiungi le verdure croccanti, le proteine come pollo o ceci alla griglia e infine le foglie di insalata. Quando sei pronto per mangiare, agita il barattolo per mescolare bene gli ingredienti e versa l'insalata in una ciotola. Questo ti permette di gustare un'insalata fresca e colorata ovunque tu sia.

- Wrap e panini:

  Prepara involtini o panini sani con pane integrale o tortillas. Aggiungi proteine magre come tacchino o pollo, verdure fresche, avocado a fette e un sugo leggero per aggiungere sapore. Avvolgili singolarmente per un facile viaggio.

- Ciotole di riso o quinoa:

  Prepara in anticipo ciotole di quinoa o riso aggiungendo verdure cotte, proteine come tofu o fagioli, erbe fresche e salse leggere. Le ciotole possono essere consumate fredde o riscaldate nel microonde. Offrono una combinazione equilibrata di nutrienti e sapori.

- Zuppe e stufati:

  Prepara una grande quantità di zuppa o zuppa nel fine settimana e dividila in singole porzioni da portare via. Optare per ricette a base di verdure, lenticchie o legumi per più fibre e proteine. Riscalda semplicemente la zuppa nel microonde o in ufficio per un pasto caldo e confortante.

- Insalate di pasta:

Prepara insalate di pasta fredda con pasta integrale, verdure fresche, proteine come tonno in scatola o pollo alla griglia e un condimento leggero. Le insalate di pasta sono deliziose e possono essere preparate in anticipo per più pasti.

- Ciotole per frullati:

Prepara frullati con frutta congelata, yogurt greco, verdure verdi come spinaci o cavoli e condimenti salutari come noci, semi o bacche fresche. Le ciotole per frullati sono ricche di nutrienti, rinfrescanti e facili da portare in viaggio.

- Lunch box bilanciati:

Prepara pranzi equilibrati con una combinazione di verdure fresche, proteine magre, cereali integrali e frutta. Puoi includere bastoncini vegetariani con una salsa leggera, mini panini, cubetti di formaggio, frutta tagliata e noci. Questo permette di comporre un pasto vario e completo.

Il trucco per i pranzi in viaggio è pianificare in anticipo e preparare i pasti in lotti. Puoi riservare un po' di tempo nel fine settimana per preparare diverse porzioni delle ricette sopra menzionate e conservarle in frigorifero per i giorni a venire. Questo ti permetterà di risparmiare tempo e mangiare sano anche quando sei di fretta. Non dimenticare di includere alimenti di diverse categorie nutrizionali per un pranzo equilibrato ed energizzante.

I pranzi in viaggio non devono sacrificare la qualità nutrizionale. Con un po' di pianificazione e preparazione, puoi preparare pasti sani, deliziosi e facili da portare in viaggio. Sperimenta diverse combinazioni di ingredienti e trova quelli che funzionano meglio per te. Rimarrai sorpreso dalla varietà e dal sapore che puoi inserire nei tuoi pranzi in movimento mantenendo una dieta equilibrata.

Insalata di pasta al tonno

Ingredienti :

- 250 g di pasta integrale
- 1 scatola di tonno in scatola (circa 150 g), sgocciolato
- 1/2 cetriolo, a dadini
- 1/2 peperone rosso, a dadini
- 1/2 cipolla rossa, tritata finemente
- 1/4 di tazza di olive nere snocciolate, affettate
- 1/4 tazza di capperi (opzionale)
- 2 cucchiai di prezzemolo fresco, tritato
- Succo di un limone
- 2 cucchiai di olio extravergine di oliva
- Sale e pepe a piacere

Istruzioni :

1. Cuocere la pasta secondo le istruzioni sulla confezione. Fate attenzione a non cuocerle troppo in modo che rimangano al dente. Scolate la pasta e sciacquatela con acqua fredda per fermare la cottura. Libro.

2. In un'insalatiera capiente unire il tonno a scaglie, il cetriolo, il peperoncino, la cipolla rossa, le olive nere, i capperi (se lo si desidera) e il prezzemolo fresco.

3. Aggiungere la pasta cotta nella ciotola e mescolare delicatamente per unire tutti gli ingredienti.

4. In una piccola ciotola, unire il succo di limone, l'olio d'oliva, il sale e il pepe. Versare questo condimento sull'insalata di pasta e mescolare bene per ricoprire tutti gli ingredienti.

5. Assaggia e regola il condimento se necessario.

6. Mettere l'insalata di pasta in frigorifero per almeno 30 minuti in modo che i sapori si amalgamino.

7. Prima di servire potete guarnire l'insalata di pasta con un po' di prezzemolo fresco in più.

Questa insalata di pasta integrale e tonno è un'opzione sana e deliziosa per un pasto leggero. La pasta integrale fornisce fibre e sostanze nutritive, mentre il tonno fornisce proteine e acidi grassi omega-3. Le verdure fresche aggiungono colore, consistenza e vitamine all'insalata. Gustalo come piatto principale o come accompagnamento ai tuoi pasti. Buon appetito !

Capitolo 17: Alimenti fermentati

I cibi fermentati sono cresciuti in popolarità negli ultimi anni grazie ai loro numerosi benefici per la salute. La fermentazione è un processo naturale in cui gli zuccheri presenti negli alimenti vengono trasformati da batteri o lieviti benefici, creando un'ampia varietà di composti benefici per il nostro organismo. Ecco alcuni dei vantaggi dei cibi fermentati:

- Digestione migliorata:

  Gli alimenti fermentati contengono probiotici, che sono microrganismi vivi che sono benefici per il nostro sistema digestivo. Questi probiotici aiutano a ripristinare l'equilibrio della flora intestinale favorendo la crescita di batteri buoni e inibendo la crescita di batteri cattivi. Può migliorare la digestione, ridurre i disturbi intestinali come gonfiore, gas e costipazione e rafforzare il sistema immunitario.

- Aumento della biodisponibilità dei nutrienti:

  La fermentazione aiuta ad abbattere i nutrienti nel cibo, facilitando l'assorbimento da parte del nostro corpo. Ad esempio, la fermentazione di cereali integrali, come il pane a lievitazione naturale, rende più biodisponibili minerali come ferro e zinco. Allo stesso modo, la fermentazione delle verdure può aumentare il contenuto di vitamine e antiossidanti.

- Riduzione di allergie e intolleranze alimentari:

  Alcuni alimenti fermentati, come il kefir o i crauti, contengono enzimi che aiutano ad abbattere le proteine allergeniche e i carboidrati complessi, che possono ridurre le reazioni allergiche e i sintomi di intolleranza alimentare. Inoltre, i probiotici presenti negli alimenti fermentati possono rafforzare il sistema immunitario, che può aiutare a ridurre le reazioni infiammatorie.

- Supporto per la salute mentale:

Esiste una stretta connessione tra il nostro intestino e il nostro cervello, spesso indicato come l'asse intestino-cervello. I probiotici presenti negli alimenti fermentati possono avere un impatto positivo sulla nostra salute mentale migliorando l'equilibrio dei neurotrasmettitori e riducendo l'infiammazione nel cervello. Gli studi hanno dimostrato che mangiare regolarmente cibi fermentati può aiutare a ridurre l'ansia, la depressione e lo stress.

- Rafforzamento del sistema immunitario:

Gli alimenti fermentati, come miso, kimchi e yogurt, sono ricchi di probiotici che rafforzano il nostro sistema immunitario. I probiotici aiutano a regolare l'infiammazione, rafforzare le barriere intestinali e stimolare la produzione di anticorpi, che possono aiutarci a difenderci meglio da infezioni e malattie.

- Migliore assorbimento degli antiossidanti:

Alcuni cibi fermentati, come il tempeh o il natto, contengono enzimi che aiutano a rilasciare antiossidanti presenti nel cibo, come gli isoflavoni e la vitamina K2. Questi antiossidanti sono importanti per proteggere le nostre cellule dai danni ossidativi e per sostenere la salute cardiovascolare e ossea.

Gli alimenti fermentati offrono molti benefici per la salute, tra cui il miglioramento della digestione, l'aumento della biodisponibilità dei nutrienti, la riduzione delle allergie alimentari, il sostegno alla salute mentale, il potenziamento del sistema immunitario e il miglioramento dell'assorbimento degli antiossidanti. Incorporare cibi fermentati nella tua dieta può aiutarti a migliorare il tuo benessere generale. Sentiti libero di sperimentare una varietà di cibi fermentati per raccogliere i loro benefici per la salute.

I latticini fermentati non sono solo deliziosi, ma sono anche un'ottima fonte di nutrienti essenziali e probiotici a beneficio del nostro benessere. Ecco i vantaggi di yogurt e kefir fatti in casa in dettaglio:

- Ricco di probiotici:

  Yogurt e kefir fatti in casa sono ricchi di probiotici, che sono microrganismi vivi che apportano benefici al nostro sistema digestivo. Questi probiotici aiutano a mantenere un sano equilibrio della flora intestinale, favorendo così una migliore digestione, rafforzando il nostro sistema immunitario e contribuendo al nostro benessere generale.

- Controllo degli ingredienti:

  Preparando i tuoi yogurt e kefir a casa, hai il controllo completo sugli ingredienti utilizzati. Puoi scegliere latte biologico di qualità senza additivi nocivi. Inoltre, puoi evitare l'aggiunta di zucchero raffinato, dolcificanti artificiali o coloranti, rendendo i tuoi latticini fermentati molto più sani e naturali.

- Adattabilità del gusto:

  Una delle grandi cose di yogurt e kefir fatti in casa è la possibilità di personalizzarli a proprio piacimento. Puoi aggiungere frutta fresca, semi, noci, spezie o persino miele per creare combinazioni di sapori uniche. Ciò consente un'infinita varietà di delizie creative, adattate al tuo gusto personale.

- Risparmio finanziario:

Preparare i tuoi yogurt e kefir a casa può farti risparmiare denaro a lungo termine. Gli ingredienti di base necessari per prepararli sono convenienti ed eviti i costi elevati dei prodotti commerciali. Inoltre, puoi riutilizzare parte del tuo yogurt o grani di kefir per creare nuovi lotti, riducendo gli sprechi alimentari.

- Durata di conservazione più lunga:

Yogurt e kefir fatti in casa hanno una durata di conservazione più lunga rispetto ai prodotti acquistati in negozio. Puoi regolare il grado di fermentazione in base alle tue preferenze e controllare la consistenza e la consistenza dei prodotti finiti. Inoltre, puoi conservare alcune delle tue colture di kefir o yogurt per un uso successivo, assicurandoti di avere una fonte continua di deliziosi prodotti fermentati.

- Alternativa per intolleranze alimentari:

Anche le persone con intolleranza al lattosio o allergie al latte vaccino possono beneficiare di yogurt e kefir fatti in casa. Utilizzando latte vegetale come latte di mandorla, soia o cocco, puoi preparare versioni non casearie di queste delizie fermentate, fornendo un'alternativa gustosa e salutare.

- Contributo nutrizionale:

Gli yogurt e i kefir fatti in casa sono ricchi di nutrienti essenziali come calcio, proteine e vitamine del gruppo B. Sono un'ottima fonte di energia e possono essere consumati a colazione, a merenda o come dessert per aiutarti a mantenere una dieta sana. dieta.

Yogurt e kefir fatti in casa offrono molti benefici per la salute. Sono ricchi di probiotici, ti danno il controllo sugli ingredienti utilizzati, offrono un'ampia varietà di sapori, aiutano a risparmiare denaro, hanno una durata di conservazione più lunga e sono adatti anche a persone con intolleranze alimentari. Aggiungendo questi deliziosi latticini fermentati alla tua dieta, puoi beneficiare del loro contributo a una sana digestione, a un sistema immunitario rafforzato e al benessere generale. Quindi, intraprendi l'avventura di yogurt e kefir fatti in casa e goditi tutti i vantaggi che offrono.

Le verdure fermentate e il kimchi non sono solo deliziosi, ma offrono anche molti benefici per la salute. Ecco alcuni dei vantaggi:

- Probiotici naturali:

  Le verdure latto-fermentate e il kimchi sono ricchi di probiotici naturali. La fermentazione lattica favorisce la crescita di batteri benefici per il nostro microbiota intestinale, che contribuisce a una migliore digestione, all'assorbimento ottimale dei nutrienti e al rafforzamento del sistema immunitario. I probiotici aiutano anche a mantenere l'equilibrio della flora intestinale e possono ridurre il rischio di alcune malattie digestive.

- Digestione migliorata:

  La fermentazione dell'acido lattico presente nelle verdure latto-fermentate e nel kimchi aiuta ad abbattere i carboidrati complessi, le fibre e le proteine presenti nelle verdure. Questo aiuta la digestione e può alleviare sintomi come gonfiore e gas. Consumando regolarmente verdure lattofermentate e kimchi, puoi favorire una digestione sana e regolare.

- Assunzione di vitamine e minerali:

  Le verdure latto-fermentate e il kimchi conservano i loro nutrienti essenziali durante il processo di fermentazione. Sono ricchi di vitamine, in particolare vitamina C, vitamina

K e vitamine del gruppo B. Inoltre, contengono minerali come calcio, potassio e magnesio. Includere verdure lattofermentate nella tua dieta ti consente di beneficiare di un maggiore apporto di vitamine e minerali essenziali.

- Antiossidanti e proprietà antinfiammatorie:

Le verdure latto-fermentate e il kimchi sono ricchi di antiossidanti, che aiutano a neutralizzare i radicali liberi nel nostro corpo e a prevenire il danno cellulare. Alcune verdure utilizzate nella preparazione del kimchi, come il cavolo fermentato, sono note anche per le loro proprietà antinfiammatorie. Il consumo regolare di verdure latto-fermentate e kimchi può quindi aiutare a ridurre l'infiammazione nel corpo e promuovere la salute generale.

- Rafforzamento del sistema immunitario:

I probiotici presenti nelle verdure lattofermentate e nel kimchi aiutano a rafforzare il nostro sistema immunitario favorendo l'equilibrio della nostra flora intestinale. Un microbiota intestinale sano è essenziale per una risposta immunitaria ottimale e una migliore resistenza alle infezioni. Includendo verdure fermentate e kimchi nella tua dieta, puoi sostenere il tuo sistema immunitario e promuovere una salute generale più forte.

- Migliore digeribilità:

La fermentazione lattica delle verdure rende i nutrienti più facilmente assimilabili dal nostro organismo. Ciò significa che le verdure lattofermentate e il kimchi sono spesso meglio tollerati da persone con sensibilità digestive o disturbi gastrointestinali. Se hai difficoltà a digerire alcune verdure crude, la fermentazione lattica può aiutare a migliorarne la digeribilità e ridurre i sintomi spiacevoli.

- Varietà di sapori:

Le verdure fermentate e il kimchi offrono un'ampia varietà di sapori. Dal cavolo fermentato speziato al kimchi ai croccanti sottaceti fermentati con latte, ce n'è per tutti i gusti. Puoi anche sperimentare aggiungendo spezie, erbe o altre verdure per creare combinazioni di sapori uniche. Le verdure lattofermentate e il kimchi possono quindi apportare diversità alla tua dieta e rendere i tuoi pasti più eccitanti e gustosi.

Le verdure lattofermentate e il kimchi sono aggiunte deliziose e salutari alla nostra dieta. Il loro alto contenuto di probiotici, vitamine, minerali e antiossidanti li rende alimenti benefici per la salute digestiva, immunitaria e generale. Includendo questi alimenti nella tua dieta, puoi raccogliere i loro numerosi benefici per il tuo benessere. Sentiti libero di sperimentare diverse ricette di verdure lattofermentate e kimchi per scoprire nuovi sapori e godere dei loro benefici per il tuo corpo.

Insalata di crauti

Ingredienti :

- 2 tazze di crauti fermentati
- 1 carota, grattugiata
- 1 cipolla rossa piccola, tritata finemente
- 2 cucchiai di aceto di mele
- 1 cucchiaio di miele
- 2 cucchiai di olio extravergine di oliva
- 1 cucchiaio di senape di Digione
- Sale e pepe a piacere
- Prezzemolo fresco tritato per guarnire (facoltativo)

Istruzioni :

1. In una grande insalatiera, unire i crauti fermentati, la carota grattugiata e la cipolla rossa tritata.

2. In una ciotolina preparare la vinaigrette unendo l'aceto di mele, il miele, l'olio d'oliva, la senape di Digione, il sale e il pepe. Mescolate bene fino ad ottenere una consistenza omogenea.

3. Versare la vinaigrette sui crauti e le verdure e mescolare delicatamente per ricoprire tutti gli ingredienti.

4. Lascia riposare l'insalata di crauti in frigorifero per almeno 30 minuti per consentire ai sapori di svilupparsi.

5. Prima di servire, guarnire l'insalata di crauti con prezzemolo fresco tritato per aggiungere freschezza.

Questa insalata di crauti è un modo delizioso per incorporare cibi fermentati nella tua dieta. I crauti fermentati sono ricchi di probiotici, che supportano la salute dell'apparato digerente. La combinazione di crauti, carota e cipolla rossa fornisce una consistenza croccante e sapori contrastanti. Il condimento aggiunge un tocco di dolcezza e piccantezza. Puoi gustare questa insalata come accompagnamento a un pasto o come piatto leggero e rinfrescante. Buon appetito !

Capitolo 18: Supercibi nutrienti

I superfood sono alimenti particolarmente ricchi di sostanze nutritive, il che li rende scelte eccellenti per migliorare la nostra salute e il nostro benessere. Ecco alcuni dei superfood più popolari e i loro benefici:

- Frutti di bosco :

  I frutti di bosco come mirtilli, fragole, lamponi e more sono ricchi di antiossidanti, fibre e vitamine. Gli antiossidanti presenti nelle bacche aiutano a neutralizzare i radicali liberi e prevenire il danno cellulare. Le fibre favoriscono una sana digestione e le vitamine rafforzano il nostro sistema immunitario.

- Verdure a foglia verde:

  Le verdure a foglia verde come spinaci, cavoli, rucola e bietole sono un'ottima fonte di vitamine, minerali e fibre. Sono ricche di ferro, calcio, vitamina C e vitamina K. Queste verdure verdi favoriscono la salute delle ossa e rafforzano il nostro sistema immunitario.

- Semi di chia:

  I semi di chia sono ricchi di fibre, proteine, acidi grassi omega-3 e antiossidanti. Aiutano a regolare la glicemia, promuovono la sazietà e supportano la salute cardiovascolare. I semi di chia sono anche un'ottima fonte di energia a lunga durata.

- Quinoa :

  La quinoa è un cereale senza glutine che è una fonte proteica completa, il che significa che contiene tutti gli amminoacidi essenziali. La quinoa è inoltre ricca di fibre, ferro, magnesio e vitamine del gruppo B. È facilmente digeribile e contribuisce a una dieta sana ed equilibrata.

- Avvocato :

L'avocado è un'ottima fonte di grassi sani, acidi grassi monoinsaturi e vitamine. Aiuta ad abbassare il colesterolo, promuovere la sazietà e mantenere un cuore sano. Inoltre, l'avocado è ricco di fibre, antiossidanti e potassio.

- Curcuma :

La curcuma è una spezia dalle proprietà antinfiammatorie e antiossidanti. Contiene un composto attivo chiamato curcumina, che può aiutare a ridurre l'infiammazione nel corpo. La curcuma è anche usata per i suoi benefici digestivi e la capacità di rafforzare il sistema immunitario.

- Semi di lino :

I semi di lino sono ricchi di fibre, acidi grassi omega-3 e lignani, che sono composti antiossidanti. I semi di lino possono aiutare con la salute cardiovascolare, la regolazione della glicemia e la salute dell'intestino.

- Spirulina:

La spirulina è un'alga blu-verde che è un'ottima fonte di proteine, vitamine, minerali e antiossidanti. È anche ricco di ferro e acidi grassi essenziali. La spirulina può aiutare a sostenere il sistema immunitario, aumentare i livelli di energia e promuovere la salute della pelle.

- Cacao crudo:

Il cacao crudo è un'ottima fonte di antiossidanti, magnesio e ferro. Può aiutare a migliorare l'umore, ridurre lo stress e aumentare la produzione di serotonina, noto anche come l'ormone della felicità. Il cacao crudo è utilizzato anche per le sue proprietà antinfiammatorie e cardiovascolari.

- Noci e semi:

  Noci e semi, come mandorle, anacardi, semi di girasole e semi di zucca, sono ricchi di grassi sani, proteine, fibre e vitamine. Contribuiscono a una dieta equilibrata, alla sazietà e al mantenimento di un peso sano.

Questi supercibi sono aggiunte meravigliose a una dieta equilibrata e possono aiutare a migliorare la nostra salute generale. Incorporandoli regolarmente nei nostri pasti e combinandoli con altri cibi sani, possiamo massimizzare i loro benefici per il nostro corpo e la nostra mente. Sentiti libero di sperimentare questi supercibi nelle tue ricette e raccogliere tutti i benefici che hanno da offrire.

I superfood sono alimenti che si distinguono per la loro alta densità di nutrienti, il che significa che sono ricchi di nutrienti essenziali per la nostra salute. Ecco alcuni dei vantaggi dei supercibi:

- Elevato apporto di nutrienti:

  I superfood sono estremamente ricchi di vitamine, minerali, antiossidanti e altri composti benefici per il nostro organismo. Forniscono una vasta gamma di nutrienti essenziali che contribuiscono al corretto funzionamento del nostro corpo.

- Rafforzamento del sistema immunitario:

  I supercibi sono spesso ricchi di antiossidanti, che aiutano a neutralizzare i radicali liberi e rafforzare il nostro sistema immunitario. Un forte sistema immunitario è essenziale per prevenire le malattie e mantenere una buona salute.

- Protezione contro le malattie croniche:

I superfood sono noti per la loro capacità di ridurre il rischio di malattie croniche come le malattie cardiovascolari, il diabete di tipo 2 e alcuni tipi di cancro. Le loro proprietà antiossidanti, antinfiammatorie e fitochimiche aiutano a proteggere le nostre cellule e a prevenire il danno ossidativo.

- Supporto sanitario cardiovascolare:

Alcuni supercibi, come bacche, avocado, noci e semi, sono benefici per la salute cardiovascolare. Possono aiutare a ridurre il colesterolo LDL, mantenere la pressione sanguigna entro livelli sani e migliorare la funzione vascolare.

- Controllo del peso:

I supercibi sono spesso ricchi di fibre, proteine e grassi sani, che promuovono la sazietà e possono aiutare a controllare l'appetito. Possono anche aiutare a mantenere un peso sano fornendo nutrienti essenziali senza aggiungere molte calorie vuote.

- Digestione migliorata:

Alcuni supercibi, come le verdure a foglia verde, i semi di chia e i semi di lino, sono ricchi di fibre. La fibra alimentare favorisce una sana digestione, regola il movimento intestinale e può aiutare a prevenire problemi digestivi come la stitichezza.

- Supporto per la salute del cervello:

Alcuni super alimenti, come pesce azzurro, noci e semi, sono ricchi di acidi grassi omega-3. Gli acidi grassi Omega-3 sono essenziali per la salute del cervello e possono aiutare a migliorare la memoria, la concentrazione e le funzioni cognitive.

- Bellezza e salute della pelle:

Alcuni superfood, come frutti di bosco, agrumi, avocado e semi di chia, sono ricchi di antiossidanti e vitamine che favoriscono la salute della pelle. Possono aiutare a ridurre i segni dell'invecchiamento, migliorare l'elasticità della pelle e promuovere una carnagione luminosa.

- Energia e vitalità:

I supercibi sono ricchi di sostanze nutritive che forniscono energia duratura e sostenuta. Possono aiutare a combattere la stanchezza, aumentare il metabolismo e migliorare le prestazioni fisiche e mentali.

- Salute digestiva:

Alcuni superfood, come gli yogurt probiotici, il kefir e le verdure lattofermentate, promuovono una flora intestinale sana e una digestione ottimale. Sono ricchi di probiotici, che sono microrganismi benefici per la salute dell'apparato digerente.

I superfood offrono molti benefici per la nostra salute e il nostro benessere. Il loro consumo regolare può aiutarci a mantenere un peso sano, rafforzare il nostro sistema immunitario, prevenire malattie croniche e favorire una digestione ottimale. Incorporando una varietà di supercibi nella nostra dieta quotidiana, possiamo massimizzare i benefici per il nostro corpo e migliorare la qualità complessiva della nostra vita. Sentiti libero di esplorare e sperimentare questi supercibi per scoprire nuovi sapori e raccogliere tutti i benefici che hanno da offrire.

I supercibi sono alimenti ricchi di nutrienti essenziali per la nostra salute, ma è altrettanto importante incorporarli in modo equilibrato nella nostra dieta generale. Ecco alcuni consigli per integrare in modo ottimale i superfood:

- Diversifica la tua dieta:

  I supercibi sono disponibili in una varietà di categorie, tra cui verdure, frutta, semi, noci, legumi, pesce grasso e cereali integrali. Diversificando la tua dieta e includendo una varietà di supercibi, puoi assicurarti di ottenere una vasta gamma di nutrienti.

- Dai la priorità ai cibi integrali:

  I supercibi sono spesso alimenti interi e non trasformati. Optare per versioni non trasformate e organiche quando possibile. Ad esempio, scegli i frutti di bosco freschi rispetto ai succhi di frutta commerciali o ai superfood in polvere trasformati.

- Bilancia i macronutrienti:

  I supercibi possono essere ricchi di alcuni nutrienti, ma è importante combinarli con una fonte equilibrata di carboidrati, proteine e grassi sani per una dieta completa. Ad esempio, puoi abbinare verdure a foglia verde a una fonte proteica magra come pollo o tofu e aggiungere grassi sani come avocado o semi di chia.

- Includili nelle tue ricette preferite:

  I superfood possono essere aggiunti a molte ricette per aumentarne il valore nutrizionale. Ad esempio, puoi aggiungere semi di lino o di chia ai tuoi frullati, frutti di bosco ai tuoi cereali o allo yogurt, o verdure a foglia verde alle tue zuppe e fritture.

- Pianifica i tuoi pasti:

  Pianifica i tuoi pasti in modo da includere i supercibi per assicurarti di mangiarli regolarmente. Ad esempio, puoi pianificare pasti con salmone selvatico ricco di omega-3, insalate colorate con verdure miste e semi o frullati con frutta, verdura e supercibi come la polvere di maca o la spirulina.

- Sii consapevole delle tue esigenze individuali:

  Ogni persona ha esigenze nutrizionali individuali, quindi è importante considerare la propria salute e le proprie preferenze dietetiche quando si incorporano i supercibi. Ad esempio, se sei intollerante al glutine, puoi optare per superfood senza glutine come la quinoa o il grano saraceno.

- Consumali con moderazione:

  Sebbene i superfood siano benefici per la salute, è importante consumarli in modo equilibrato e moderato. Ricorda che l'equilibrio alimentare generale è essenziale e che i supercibi non dovrebbero essere l'unico componente della tua dieta.

Incorporare i supercibi in una dieta equilibrata è un modo efficace per migliorare la tua salute e il tuo benessere. Diversificando la tua dieta, dando la priorità ai cibi integrali, bilanciando i macronutrienti, incorporandoli nelle tue ricette preferite, pianificando i tuoi pasti, prendendo in considerazione le tue esigenze individuali e consumandoli con moderazione, puoi massimizzare i benefici dei supercibi mantenendo un equilibrato, intero- dieta alimentare. Quindi assicurati di aggiungere questi deliziosi e nutrienti supercibi alla tua dieta quotidiana per raccogliere tutti i benefici che hanno da offrire.

Sfere di energia

Ingredienti :

- 1 tazza di fiocchi d'avena
- 1/2 tazza di burro di noci a scelta (mandorle, arachidi, anacardi, ecc.)
- 1/4 di tazza di semi di chia
- 1/4 di tazza di miele o sciroppo d'acero
- 1/4 di tazza di semi di lino macinati
- 1/4 tazza di noci tritate (mandorle, noci, anacardi, ecc.)
- 1/4 tazza di supercibi a scelta (bacche di goji, semi di canapa, maca in polvere, ecc.)
- 1 cucchiaino di estratto di vaniglia o mandorle (facoltativo)
- Un pizzico di sale

Istruzioni :

1. In una ciotola capiente mescolate tutti gli ingredienti fino ad ottenere una pasta appiccicosa ed omogenea.

2. Mettete il composto in frigorifero per circa 30 minuti per rassodarlo.

3. Una volta che l'impasto si è raffreddato, prelevare porzioni grandi come un cucchiaio e arrotolarle tra i palmi delle mani per formare delle palline.

4. Ripetere l'operazione con il resto dell'impasto fino ad esaurimento.

5. Disponete le energy ball su una placca foderata di carta da forno e mettetele in frigo per almeno un'ora per farle indurire.

6. Una volta solidificate, le sfere energetiche sono pronte per essere gustate. Potete conservarli in frigorifero in un contenitore ermetico per circa una settimana.

Queste sfere energetiche sono uno spuntino nutriente e comodo da portare in giro. Sono ricchi di supercibi ricchi di vitamine, minerali, antiossidanti e acidi grassi sani. I fiocchi d'avena forniscono fibre e carboidrati complessi per un'energia duratura, il burro di noci fornisce proteine e grassi sani, i semi di chia e di lino sono ricchi di omega-3 e fibre, le noci aggiungono uno scricchiolio e una dose extra di nutrienti e i supercibi offrono una miriade di salute benefici.

Queste sfere energetiche sono ideali per spuntini pre-allenamento, pause in ufficio o prelibatezze salutari. Sentiti libero di personalizzare la ricetta aggiungendo i tuoi superfood preferiti o adattando gli ingredienti in base alle tue esigenze e preferenze. Goditi questi piccoli bocconi nutrienti ed energizzanti!

Capitolo 19: Pasti familiari equilibrati

I bambini hanno esigenze nutrizionali specifiche e la loro accettazione del cibo a volte può essere difficile. È quindi essenziale offrire loro pasti equilibrati e attraenti che soddisfino le loro esigenze nutrizionali e suscitino il loro interesse per un'alimentazione sana. Ecco alcuni suggerimenti per creare ricette adatte ai bambini:

- Coinvolgi i bambini:

Coinvolgere i bambini nella preparazione dei pasti è un ottimo modo per farli interessare al cibo. Lascia che scelgano gli ingredienti, lavali, tagliali (sotto supervisione) e mescolali. Può stimolare la loro curiosità e dare loro un senso di realizzazione quando vedono il risultato finale.

- Scegli cibi colorati:

I bambini sono spesso attratti da cibi colorati e visivamente accattivanti. Usa una varietà di frutta e verdura colorata nelle tue ricette per rendere i piatti più accattivanti. Ad esempio, prepara una macedonia con frutti di bosco, fette di kiwi e pezzi di melone colorati.

- Scegli trame croccanti:

Ai bambini spesso piacciono i cibi croccanti e croccanti. Optare per verdure crude o leggermente cotte al dente per preservare la loro consistenza croccante. Puoi anche incorporare semi o noci tritate per aggiungere consistenza extra.

- Semplifica le ricette:

Le ricette adatte ai bambini dovrebbero essere semplici e facili da preparare. Evita tecniche di cottura complicate o ingredienti difficili da trovare. Scegli ricette semplici con passaggi chiari e ingredienti comuni.

- Bilancia i nutrienti:

Assicurati che le ricette adatte ai bambini contengano un adeguato equilibrio di nutrienti essenziali. Includi fonti proteiche magre come pollo o pesce, carboidrati complessi come cereali integrali e verdure ricche di fibre. Non dimenticare i grassi buoni che si trovano negli avocado o nelle noci.

- Reinventa i piatti classici:

I bambini hanno spesso i loro piatti preferiti. Reinventa questi piatti classici usando ingredienti più sani. Ad esempio, sostituisci la pasta tradizionale con pasta integrale o verdure a spirale per gli spaghetti.

- Aggiungi varietà:

Offri una varietà di ricette a misura di bambino per evitare la monotonia alimentare. Incorpora ricette per frullati, impacchi colorati, pizze fatte in casa o tacos conditi con verdure fresche. Ciò introdurrà nuovi alimenti e stimolerà il loro interesse per un'alimentazione sana.

- Prepara spuntini sani:

Gli spuntini sono spesso apprezzati dai bambini. Prepara spuntini sani e divertenti come bastoncini vegetariani con salsa allo yogurt, frutta tagliata in forme giocose o mini panini ripieni di verdure colorate.

- Diventa creativo con i dessert:

Anche i dessert possono essere sani e deliziosi. Usa alternative naturali allo zucchero come il miele o la frutta per addolcire i dolci. Prepara frullati di frutta surgelati, yogurt greco con frutta fresca o biscotti fatti in casa con farina integrale e gocce di cioccolato fondente.

Le ricette a misura di bambino sono fondamentali per introdurli a una dieta sana ed equilibrata. Seguendo questi suggerimenti, puoi creare piatti accattivanti, nutrienti e adatti ai bambini. Coinvolgi i bambini, offri una varietà di cibi colorati, bilancia i nutrienti e sii creativo nella preparazione dei pasti. Ciò contribuirà a sviluppare il loro gusto per i cibi sani e stabilire buone abitudini alimentari fin dalla tenera età.

Le verdure sono una parte essenziale di una dieta equilibrata, ma può essere difficile convincere i bambini a mangiarne abbastanza. Esistono però dei trucchi semplici ed efficaci per rendere più appetibili le verdure e incoraggiare i bambini a gustarle. Ecco alcuni suggerimenti per far amare le verdure ai bambini:

- Presentali in modo divertente:

  È più probabile che i bambini provino nuovi cibi se presentati in modo giocoso. Usa la tua creatività per trasformare le verdure in forme divertenti. Ad esempio, puoi creare spiedini di verdure colorati, insalate utilizzando formine per biscotti per tagliare le verdure in forme divertenti o persino creare faccine sorridenti con verdure su un piatto.

- Coinvolgili nel processo di selezione:

  Porta i tuoi bambini al mercato o al supermercato e lascia che scelgano le loro verdure preferite. Coinvolgili anche nella preparazione dei pasti incoraggiandoli a lavare, sbucciare o tagliare le verdure sotto la tua supervisione. I bambini sono spesso più propensi a provare cibi che hanno scelto e preparato da soli.

- Presentali in diverse forme:

I bambini possono avere preferenze per la consistenza o la cottura delle verdure. Prova a presentare le verdure in modi diversi per trovare quello che piace di più a tuo figlio. Ad esempio, alcuni bambini potrebbero preferire verdure croccanti e crude, mentre altri le apprezzeranno di più se cotte al vapore o arrostite.

- Aggiungili a piatti familiari:

Un trucco efficace per far amare le verdure ai bambini è incorporarle nei piatti che già amano. Aggiungi verdure tritate finemente o grattugiate a sughi per pasta, frittate, hamburger o zuppe. Le verdure si fondono nei piatti e i bambini possono mangiarle senza necessariamente accorgersene.

- Prepara frullati di verdure:

I frullati sono un ottimo modo per convincere i bambini a consumare verdure senza che se ne accorgano. Frulla verdure come spinaci, cetrioli o carote con frutta e yogurt per creare frullati deliziosi e nutrienti. Puoi anche aggiungere supercibi come cacao in polvere o semi di chia per avere ancora più nutrienti.

- Sii un modello:

I bambini tendono a imitare i comportamenti alimentari dei genitori. Dai loro l'esempio mangiando tu stesso una varietà di verdure ed esprimendo il tuo piacere per loro. Rendilo divertente condividendo le tue esperienze positive con le verdure.

- Coinvolgili nel giardinaggio:

Se hai un orto, coinvolgi i tuoi figli nella coltivazione degli ortaggi. Lasciali seminare, innaffiare le piante e raccogliere le verdure. I bambini saranno orgogliosi di mangiare le verdure che hanno aiutato a coltivare, il che può renderli più aperti ad assaggiarle.

- Prova nuove ricette:

Varia le preparazioni e le ricette per introdurre nuove verdure nella dieta dei tuoi bambini. Esplora diverse cucine e prepara piatti internazionali che utilizzano le verdure in modi gustosi e interessanti. Ad esempio, involtini primavera, tacos vegetariani o curry di verdure possono essere opzioni entusiasmanti e deliziose.

- Sii paziente e persistente:

È normale che i bambini esprimano inizialmente una certa resistenza alle verdure. Sii paziente e persistente, continua a offrire loro una varietà di verdure preparate in modi diversi. Potrebbero essere necessari diversi tentativi prima che un bambino accetti di assaggiare e apprezzare un particolare ortaggio. Non scoraggiarti e continua a incoraggiare un'alimentazione sana.

Far amare le verdure ai bambini può essere una sfida, ma con i consigli giusti e un approccio positivo, è possibile sviluppare il loro gusto per le verdure. Presentali in modo divertente, coinvolgili nella selezione e nella preparazione, incorporali in piatti familiari e sii un modello positivo. Nel tempo, i bambini possono sviluppare un apprezzamento per le verdure e godere dei numerosi benefici per la salute che offrono.

Stabilire menu familiari sani ha molti vantaggi, come garantire una dieta equilibrata, ridurre lo stress della pianificazione dei pasti quotidiani e promuovere abitudini alimentari sane nei bambini. Ecco alcune idee salutari per menu familiari a cui ispirarti:

- Menù 1:

  Antipasto: insalata di quinoa con verdure fresche (quinoa, cetrioli, pomodori, peperoni, cipolle rosse) con una leggera vinaigrette a base di limone e olio d'oliva.
  Piatto principale: filetti di pollo alla griglia con salsa di mango (purea di mango, succo di lime, coriandolo fresco) serviti con broccoli al vapore e riso integrale.
  Dessert: semplice yogurt greco con frutti di bosco freschi e una spolverata di muesli fatto in casa.

- Menù 2:

  Antipasto: Zuppa di verdure fatta in casa (carote, sedano, porri, patate) servita con crostini di pane integrale.
  Piatto principale: salmone al forno con crosta di noci (miscela di noci tritate, senape di Digione) servito con fagiolini saltati con aglio e quinoa alle erbe.
  Dessert: macedonia di frutta fresca (pezzi di melone, ananas, kiwi e fragole) con una spruzzata di succo di lime.

- Menù 3:

  Antipasto: guacamole fatto in casa servito con bastoncini di verdure (carote, cetrioli, peperoni) e tortillas di mais al forno.
  Piatto principale: petti di tacchino ripieni di spinaci e formaggio feta serviti con patate dolci arrostite e insalata verde croccante.
  Dessert: muffin ai mirtilli e farina d'avena, senza zuccheri aggiunti.

- Menù 4:

  Antipasto: caprese di anguria (pezzi di anguria, palline di mozzarella, foglie di basilico fresco) condite con un filo di aceto balsamico.

Piatto principale: tacos vegetariani con fagioli neri e verdure (peperoni, cipolle, mais) conditi con salsa e guacamole fatti in casa, serviti con riso integrale.
Dessert: ghiaccioli fatti in casa con succo di frutta naturale al 100%.

* Menù 5:

Antipasto: insalata di quinoa con verdure arrostite (zucchine, melanzane, peperoni) con una vinaigrette a base di yogurt greco ed erbe fresche.
Piatto principale: petti di pollo marinati in una leggera salsa teriyaki, grigliati e serviti con noodles di zucchine saltati con aglio e zenzero.
Dessert: Macedonia di frutta estiva (pezzi di mango, pesca, nettarina e uva) con un tocco di menta fresca.

Queste idee salutari per menu familiari sono progettate per essere equilibrate e nutrienti, includendo una varietà di verdure, proteine magre, cereali integrali e frutta fresca. Puoi regolare le porzioni in base alle esigenze della tua famiglia e aggiungere spuntini salutari durante il giorno, come bastoncini di verdure con salsa di hummus o frutta fresca con yogurt.

Non dimenticare di coinvolgere i bambini nella preparazione dei pasti e di adattare le ricette secondo le loro preferenze. Questo li renderà più entusiasti di mangiare pasti sani e li incoraggerà a sviluppare buone abitudini alimentari fin dalla tenera età.

Pianificando menu familiari sani, crei una solida base per un'alimentazione equilibrata e promuovi il benessere di tutta la tua famiglia. Approfitta di queste idee di menu per esplorare nuovi sapori, condividere pasti in famiglia e coltivare sane abitudini alimentari per tutti.

Stufato di verdure e fagioli

Ingredienti :

- 2 cucchiai di olio d'oliva
- 1 cipolla, tritata
- 2 spicchi d'aglio, tritati
- 2 carote, tagliate a rondelle
- 2 gambi di sedano, a dadini
- 1 peperone rosso, tagliato a pezzi
- 400 g di fagioli cannellini o cannellini, scolati e sciacquati
- 400 g di pomodori schiacciati in scatola
- 500 ml di brodo vegetale
- 1 cucchiaino di paprika
- 1 cucchiaino di cumino macinato
- Sale e pepe a piacere
- Prezzemolo fresco tritato, per guarnire (facoltativo)

Istruzioni :

1. In una pentola o casseruola capiente, scalda l'olio d'oliva a fuoco medio. Aggiungere la cipolla, l'aglio, le carote, il sedano e il peperone. Soffriggere per circa 5 minuti, fino a quando le verdure iniziano ad ammorbidirsi.

2. Aggiungere i fagioli, la polpa di pomodoro, il brodo vegetale, la paprika e il cumino. Condite con sale e pepe a piacere. Portare a ebollizione, quindi abbassare la fiamma e cuocere a fuoco lento per circa 20 minuti, fino a quando le verdure saranno tenere.

3. Nel frattempo, prepara un contorno a tua scelta, come riso integrale, quinoa o patate al vapore.

4. Servire lo stufato di verdure e fagioli caldo, guarnendo a piacere con prezzemolo fresco tritato. Accompagnalo con la tua scelta di cereali o verdure al vapore.

Questo stufato di verdure e fagioli è un'opzione sana, gustosa e vegana per un pasto equilibrato in famiglia. È ricco di fibre, proteine vegetali e vitamine e minerali essenziali. Puoi anche aggiungere altre verdure di stagione alla ricetta per più varietà e nutrienti.

Capitolo 20: Dolci sani e gourmet

È importante ridurre l'assunzione di zuccheri aggiunti per mantenere una dieta equilibrata e promuovere una buona salute. I raffinati dessert senza zucchero offrono un'alternativa deliziosa e salutare ai tradizionali dessert ad alto contenuto di zucchero. Ecco alcune idee per ispirarti:

- Composte di frutta:

  Le composte di frutta sono un'opzione deliziosa e naturalmente dolce. Puoi preparare una composta di mele, pere, ciliegie o frutti di bosco usando solo frutta fresca e spezie per insaporire. Le composte di frutta possono essere mangiate da sole o usate come guarnizione su yogurt o ricotta.

- Crumble di frutta:

  Le briciole di frutta sono una sana alternativa alle torte e alle torte tradizionali. Puoi fare il ripieno con frutta fresca, come mele, pesche, albicocche o frutti di bosco, e utilizzare una base di fiocchi d'avena, farina di mandorle o noci tritate per il composto croccante. Aggiungi spezie come cannella o vaniglia per un sapore extra.

- Budino di chia:

  Il budino di chia è un'ottima opzione per dessert senza zucchero raffinato. Basta mescolare i semi di chia con latte di mandorle, cocco o soia e lasciar riposare in frigorifero per alcune ore per ottenere una consistenza cremosa. Puoi aggiungere frutta fresca, noci o spezie come la cannella per personalizzare il tuo budino di chia.

- Palle di energia:

Le palline energetiche sono piccoli morsi dolci ed energetici. Sono spesso preparati con datteri, noci, semi e frutta secca. Puoi personalizzarli aggiungendo ingredienti come cacao in polvere, cocco grattugiato o spezie come cardamomo o noce moscata. Le Energy Balls sono perfette per uno spuntino veloce o un dessert soddisfacente.

- Sorbetti fatti in casa:

I sorbetti fatti in casa sono un'ottima alternativa al gelato tradizionale. Potete preparare un sorbetto utilizzando della frutta surgelata, come fragole, mango, lamponi o ananas, e mescolandola con un po' di succo di limone o di arancia. Il risultato è una consistenza rinfrescante e fruttata senza zuccheri aggiunti.

- Yogurt surgelati:

Lo yogurt gelato fatto in casa è un'altra opzione deliziosa e salutare. Mescolare lo yogurt bianco con frutta fresca o congelata, quindi congelare il composto fino a quando non si rassoda. Puoi anche aggiungere condimenti salutari come noci tritate, semi di chia o scaglie di cioccolato fondente.

- Torte di frutta senza crosta:

Le crostate di frutta senza crosta sono un'alternativa leggera e gustosa alle torte tradizionali. Puoi semplicemente disporre fette di frutta fresca, come fragole, kiwi, pesche o arance, in una tortiera e guarnirle con una miscela di yogurt bianco mescolato con un po' di miele o sciroppo di limone d'acero per un tocco di dolcezza in più.

Queste raffinate opzioni di dessert senza zucchero ti consentono di soddisfare la tua voglia di dolci evitando gli effetti negativi dello zucchero aggiunto. Sono deliziosi, facili da preparare e una sana alternativa per tutta la famiglia. Sentiti libero di sperimentare diversi tipi di frutta, spezie e ingredienti per creare dessert che soddisfino i tuoi gusti e le tue preferenze.

I dessert a base di frutta offrono un'alternativa deliziosa e nutriente ai dolci tradizionali ricchi di zuccheri e grassi. Ecco alcuni dei vantaggi dei dessert a base di frutta:

- Nutrienti essenziali:

I frutti sono naturalmente ricchi di vitamine, minerali e antiossidanti. Forniscono un'ampia varietà di nutrienti essenziali come vitamina C, vitamina A, potassio e fibre alimentari. I dessert a base di frutta ti permettono di sfruttare questi nutrienti soddisfacendo la tua voglia di dolcezza.

- Fibra alimentare :

La frutta è un'ottima fonte di fibra alimentare, che svolge un ruolo importante nella salute dell'apparato digerente. I dessert a base di frutta in genere conservano gran parte del loro contenuto di fibre, poiché la frutta viene spesso consumata intera o leggermente lavorata. La fibra alimentare favorisce una sana digestione, regola la glicemia e aiuta a mantenere un peso sano.

- Poche calorie:

Rispetto ai dolci tradizionali, i dolci a base di frutta tendono ad avere meno calorie. La frutta è naturalmente dolce, il che aiuta a soddisfare le tue voglie di zucchero senza apportare così tante calorie vuote. Questo lo rende un'opzione ideale per chiunque sia preoccupato per il proprio peso o cerchi di mantenere una dieta equilibrata.

- Riduzione del consumo di zucchero raffinato:

I dolci a base di frutta evitano l'uso di zucchero raffinato. Invece, ottengono la loro dolcezza dagli zuccheri che si trovano naturalmente nella frutta. Ciò riduce l'assunzione di zuccheri aggiunti, spesso associati a vari problemi di salute come l'obesità, il diabete di tipo 2 e le malattie cardiovascolari.

- Varietà di sapori e consistenze:

I dessert a base di frutta offrono un'ampia varietà di sapori e consistenze. Puoi combinare diversi tipi di frutta per creare miscele uniche e deliziose. Dalle fresche e croccanti macedonie alle calde e confortanti composte, ce n'è per tutti i gusti e per ogni occasione. Inoltre, puoi sperimentare con spezie, erbe aromatiche e altri ingredienti per aggiungere ancora più sapore ai tuoi dessert.

- Adattabilità alle restrizioni dietetiche:

I dessert a base di frutta sono spesso adatti a persone con restrizioni dietetiche come vegani, senza glutine o senza lattosio. La frutta offre un'alternativa naturale e gustosa per soddisfare queste specifiche esigenze dietetiche.

- Controllo della sazietà e dell'appetito:

I dessert a base di frutta possono aiutare a soddisfare la fame e controllare l'appetito. La fibra alimentare e l'acqua nella frutta contribuiscono a una sensazione di sazietà più duratura, che può aiutare a tenere a bada il desiderio di cibo e l'eccesso di cibo.

I dessert a base di frutta hanno molti benefici per la salute. Forniscono nutrienti essenziali, fibre alimentari, riducendo l'assunzione di zuccheri raffinati e calorie vuote. La loro varietà di sapori e adattabilità li rende opzioni allettanti per tutti.

Quindi, sentiti libero di esplorare ricette di dessert a base di frutta e goditi queste delizie dolci e salutari.

Balanced Sweets offre una sana alternativa ai dolci tradizionali ricchi di zuccheri e grassi. Ecco alcuni dei vantaggi dei dolci equilibrati:

- Soddisfazione del palato:

  I dolci equilibrati sono appositamente progettati per soddisfare la tua voglia di dolci pur essendo più benefici per il tuo corpo. Sono preparati con ingredienti naturali e nutrienti che aggiungono sapore e dolcezza senza compromettere la salute. Puoi goderti un delizioso dessert mentre raggiungi i tuoi obiettivi di benessere.

- Riduzione del consumo di zucchero raffinato:

  I dolci equilibrati utilizzano alternative naturali allo zucchero raffinato, come miele, sciroppo d'acero, frutta secca o dolcificanti naturali come la stevia. Questo aiuta a ridurre l'assunzione di zucchero aggiunto, che è legato a molti problemi di salute, come l'obesità, il diabete e le malattie cardiache. Così puoi soddisfare la tua voglia di dolci senza gli effetti negativi dello zucchero raffinato.

- Uso di ingredienti nutrienti:

  I dolcetti equilibrati sono spesso realizzati con ingredienti ricchi di nutrienti. Ad esempio, i dessert possono includere frutta fresca o puree di frutta, che forniscono vitamine, minerali e antiossidanti essenziali. Frutta a guscio, semi e farine integrali possono essere utilizzate anche per aggiungere fibre, proteine e acidi grassi sani. Quindi puoi trattarti mentre fornisci nutrienti benefici al tuo corpo.

- Controllo delle porzioni:

I dolci equilibrati incoraggiano il controllo delle porzioni. Sono spesso progettati per avere meno calorie per porzione, permettendoti di sbizzarrirti senza esagerare. Avendo un migliore controllo delle quantità consumate, puoi mantenere un equilibrio nella tua dieta generale ed evitare calorie in eccesso.

- Varietà di sapori e consistenze:

I dolci equilibrati offrono un'ampia varietà di sapori e consistenze. Puoi trovare ricette per biscotti con gocce di cioccolato, muffin alla frutta, crumble di noci, frullati cremosi e altro ancora. Queste diverse opzioni ti consentono di soddisfare le tue papille gustative mentre raggiungi i tuoi obiettivi di salute. Non ti annoierai mai con queste prelibatezze.

- Adattabilità alle restrizioni dietetiche:

Le prelibatezze equilibrate sono spesso adatte a persone con specifiche restrizioni dietetiche. Che tu sia intollerante al glutine, intollerante al lattosio, vegano o che abbia altre preferenze dietetiche particolari, puoi trovare ricette adatte alle tue esigenze. Ciò consente a tutti di gustare dessert deliziosi e salutari, indipendentemente dai vincoli dietetici.

- Piacere duraturo:

I dolci equilibrati sono progettati per darti un piacere duraturo. Utilizzando ingredienti nutrienti ed evitando picchi di zucchero, questi dessert ti aiutano a tenere a bada le voglie e a mantenere un livello di energia costante per tutto il giorno. Quindi puoi concederti senza sentirti in colpa e senza subire le conseguenze del consumo eccessivo di zucchero.

I dolci equilibrati sono un'opzione ideale per soddisfare la tua voglia di dolci mentre ti prendi cura della tua salute. Riducono il consumo di zucchero raffinato, utilizzano ingredienti nutrienti e offrono una varietà di sapori deliziosi. Quindi, non esitate a provare le equilibrate ricette dolci e viziatevi in modo sano ed equilibrato. Puoi gustare gustosi dessert mentre ti prendi cura del tuo benessere generale.

Brownies ai fagioli neri

Ingredienti :

- 400 g di fagioli neri in scatola, sciacquati e scolati
- 3 cucchiai di cacao amaro in polvere
- ½ tazza di farina di mandorle
- ½ tazza di sciroppo d'acero o altro dolcificante naturale
- ¼ di tazza di salsa di mele non zuccherata
- 2 cucchiai di olio di cocco fuso
- 1 cucchiaino di estratto di vaniglia
- ½ cucchiaino di lievito in polvere
- Un pizzico di sale
- ½ tazza di gocce di cioccolato fondente (opzionale)

Istruzioni :

1. Preriscaldate il forno a 180°C e ungete una teglia quadrata di medie dimensioni.

2. In un frullatore o robot da cucina, aggiungi i fagioli neri, il cacao in polvere, la farina di mandorle, lo sciroppo d'acero, la composta di mele, l'olio di cocco, l'estratto di vaniglia, il lievito e il sale. Mescolare fino ad ottenere una pasta liscia ed omogenea.

3. Se lo si desidera, aggiungere all'impasto le gocce di cioccolato fondente e mescolare delicatamente con una spatola.

4. Versare la pastella nella padella preparata e distribuirla uniformemente.

5. Cuocere per circa 25-30 minuti, o fino a quando uno stuzzicadenti inserito al centro risulta pulito.

6. Lascia raffreddare completamente i brownies prima di
   tagliarli a quadrati.

Questi morbidi brownies ai fagioli neri sono ricchi di fibre,
proteine vegetali e nutrienti essenziali. Sono anche privi di
glutine e latticini, il che li rende un'opzione salutare per
soddisfare le tue voglie di dessert. Servili con una pallina di
gelato alla vaniglia senza zucchero o gustali così come sono
per un trattamento sano e goloso.

www.ingramcontent.com/pod-product-compliance
Lightning Source LLC
Chambersburg PA
CBHW061802250726

48657CB00001B/250